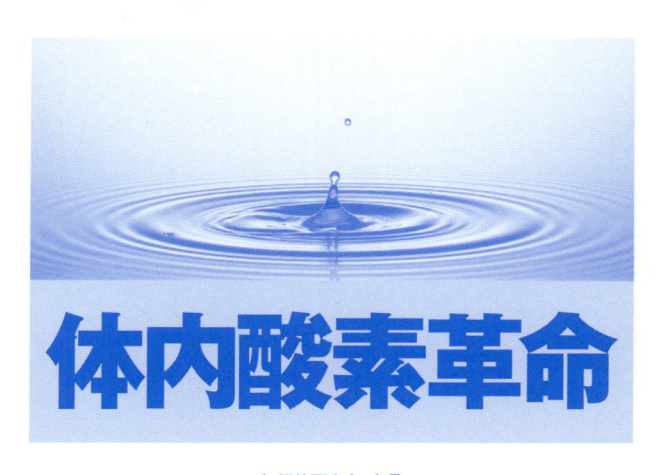

体内酸素革命

気経絡研究会・会長
佐藤 清

たま出版

はじめに

私の考え方の原点は、両親の考え方であり、両親が私の手本です。

私の父親は、私の生まれた昭和十一年に、富山市でカイロプラクティック療法を行う治療院を開業しました。当時は、カイロプラクティックといっても、まるで何のことか分からない時代でしたが、父はあえて「カイロプラクティック療法」という看板を掲げ、治療院を開業しました。

当時、治すことが最も難しく患者さんの多い病気は結核でした。結核は特効薬の開発により、いまではすっかり患者数も減り、治る病気であるとの認識が浸透していますが、かつては罹《かか》れば死んでしまう死病であると思われていました。

父のカイロプラクティック治療所では、その結核の患者さんが次から次へと治り、またたく間に「結核を治す名人」といわれるようになりました。

そのため、父の治療所には、連日多くの結核患者さんが列をなし、私もよく結核患者さんを目の当たりにしました。今でもはっきり覚えていますが、結核の女性の中には、本当にきれいな人がいました。色が透き通るように白くて、微熱のためか頬は薄紅をさしたようにピンク色をしていて、目は潤み、あたかも竹久夢二の美人画から抜け出したようでした。

そんな綺麗な人が、喀血《かっけつ》という結核特有の血を吐く症状を起こしたあと、よく亡くなっていたのですが、父はその結核の患者さんを、それこそ〝片っ端から〟といった感じで、治していました。

父の治療により、結核から生還した人たちは、「先生のおかげで、命が助かった」と、親や親戚の人とともに、泣きながらお礼を言ってこられました。そのときの父の顔は、とても嬉しそうで、誇らしげでした。

私は男兄弟の三番目なのですが、父は私を跡継ぎにすることを決めていて、小学校五年からヨガの呼吸法（プラナ術）をやらされました。父からの特訓は、そうとうに厳しいものでしたが、私は嫌ではありませんでした。それというのも、治療を受けて治った人たちの嬉しそうな顔を、よく見ていたからです。

父は、私にいろんなことを教えてくれましたが、一番よく覚えているのは、次のような言葉です。

十日で治す人に出会ったら、三日で治す人になれ。
三日で治す人に出会ったら、一日で治す人になれ。
一日で治す人に出会ったら、目の前で即座に治す人になれ。

父は、病気を治すことを人生の一番の目標にしていました。それは、私も同じです。

「あなたのおかげで命が助かりました。ありがとうございます」

私の人生で、この言葉に勝るものはありません。この言葉は、どんな地位や財産や名誉にも勝る価値があり、喜びをもたらしてくれます。私はその信念で、ずっと生きているのです。

父は、ヨガの呼吸法（プラナ術）を教えくれていたときに、次のようなことを言いました。

「呼吸をすれば、空気中の酸素を体内に取り組むことになり、それが『気』となり身体全体を整え、その気が経絡を流れることにより経絡を整え、結果、人は元気になる。

気、すなわち酸素をたくさん持った心と手で、人の病んでいるところに自然と手がいき、人を癒す治療師になれ」

私の理念は次のようなものであり、これは、父の教えを発展させたものであると自負しているのですが、いかがでしょうか。

私の体は私が守ります。
私の家族は私が守ります。
私の友達には私が伝えます。

私は、この理念を多くの人に実現していただくべく、いま一生懸命に普及に取り組んでいます。

目次

第二部　羅天清療法への道

第一章　中国で生涯の師に出会う　139

第一部

現代の難病に挑む

第一章

すべての病気の根源は酸素不足

いま改めて注目されている酸素の力

たくさんの酸素がある中では育たないガン細胞

文明の発達により、現代人は生活が楽になるとともに運動不足となり、体力が衰え、呼吸が鈍くなり、酸素不足になっています。食べ物も、昔は自然のものをバランスよく食べていましたが、いまは人工的に飼育された家畜や養殖魚を食べるようになりました。野菜、果物、穀物も、農薬が使われ、化学肥料で育ったものを食べています。そのうえ、合成着色料、防腐剤、防カビ剤などが使われているインスタント食品も多く摂取していま す。そのような悪い食べ物を摂《と》ったときは、通常よりも多くの酸素が必要です。

それにもかかわらず、現代人の多くは、運動不足、体力不足で、呼吸が浅くなり、酸素を十分に吸収していません。肺の中に残った空気のことを「残気」といい、その量を残気量といいますが、呼吸が浅くなると肺の中の残気量が増え、酸素不足になるのです。

現代人の自然環境へのかかわりの多くも、酸素を少なくする方向に作用しています。森林伐採、大気汚染はもちろん、冷暖房も酸素を少なくする行動にほかなりません。その冷暖房も、最近では、冷房の季節が終わるやいなや暖房を入れるようになり、年中冷暖房を入れているといっても過言ではありません。

人間は、酸素がなくては生きていけません。酸素は、体のあらゆるところで使われていますが、一番消費量の多いのは脳だといわれています。脳の重量は体重の約二パーセントほどですが、酸素消費量は全体の二五パーセント近くにもなります。しかも、脳は酸素を備蓄することができないため、たえず酸素の供給が必要となります。

脳とならんで重要な臓器である心臓も、そのエネルギー源は冠動脈から与えられる酸素のみです。

血中酸素濃度は、アルコールや運動、喫煙などによっても低下します。酸素濃度が下がったままだと、疲労はなかなか回復せず、酔いも覚めません。下がった酸素濃度を上げると、疲労はすみやかに回復し、酔いは早く醒《さ》め、頭がスッキリとしてきて、血行もよくなり、老廃物の処理も進みます。

ドイツのノーベル生理学・医学賞受賞者、オットー・ハインリッヒ・ワールブルグ博士は、腫瘍の代謝、および細胞（特にガン細胞）の呼吸の研究を行い、細胞内で低酸素濃度下において腫瘍が発達することを最初に実証しました。すなわち、正常な細胞は、酸素を好み、酸素を必要とします。それに対して、ガン細胞は酸素なしでも育ち、酸素があると育ちません。つまり、高濃度酸素環境下ではガン細胞は生息できないということです。

パクダマン博士による「口経酸素療法」

パクダマン博士によって始められた酸素療法

体内に多くの酸素を取り込むことが、身体の健康に大きく貢献するとの調査研究は、一九六七年、ドイツの医学博士のパクダマン博士（Dr.A.Pakdaman　心臓外科医）によって始められました。ドイツの Heinrich Heine Universitat Dusseldorf で、一九九五年に書かれたDr. Nasser Drakhshan の論文『History of Oxygen Therapies（酸素療法の歴史）』からの抜粋を英訳したものには、次のようなことが書かれてあります。

☆　☆

心臓外科医であるパクダグマン博士は、一九六七年に酸素の使用について研究をスタートし、一九七九年に酸素を使って水を強化することに成功。臨床医学と栄養学の分野に、口経酸素療法を紹介しました。

それまでは、山の清流でさえ、二リットル中の酸素の量は一五㎎ほどであり、人工的に水の中に酸素を詰め込んでも、二リットル中に酸素を一〇㎎にするのがやっとでした。ちなみに、一般家庭の水道水では、二リットルの中に含まれる酸素の量は三㎎ほどです。

それを、パクダグマン博士は、酸素分子と水分子の化学連鎖（物理的連結）を使うことにより、二リットルの水の中に六〇㎎もの酸素を入れることに成功したのです。酸素分子と水分子の化学連鎖（物理的連結）とは、簡単にいうと水分子の間に形成される空所に、酸素分子が入るということです。

水分子の間に酸素分子が入ることにより、酸素分子は水膜で保護されますが、熱（人間の体熱）などのさまざまな原因で、その水膜が破れて酸素分子が開放されることがあります。

酸素で強化された水が、直接ミトコンドリア細胞組織（各種分泌線、腸、肝臓、腎臓、脳、心臓……）に接触したときも、水膜はなくなって酸素が開放され、それぞれの細胞に酸素が行き渡ることになります。

体内で、水膜がなくなり開放された酸素は、胃や腸の細胞に吸収され、門脈を通して体内の血液循環システムに届きます。このような補充酸素は、肺から吸収された酸素とまったく同じように機能します。そのことにより、エネルギーが増加し、生体活動の質が向上します。

次の表は、酸素で強化された水〇・三三リットルを飲んだときのＰＯ２の変化を示しています。ＰＯ２圧は、血流中の酸素レベルの測定に一般に使われている単位です。

	飲む前	飲んでから5分後	10分後	15分後	20分後
温度	37℃	37℃	37℃	37℃	37℃
Hb	15ｇ％	15ｇ％	15ｇ％	15ｇ％	15ｇ％
PO2	19.5mmHg	33.8mmHg	31.0mmHg	30.0mmHg	29.2mmHg

飲料水の質の向上

地中、地表、あるいは飲料水中にある多くの汚染物質の一つは硝酸塩（NO3）です。硝酸塩は、化学工場の廃液、大規模農場の肥料、大牧場などを通して飲料水に入ってきます。

水中のバクテリアが硝酸塩を亜硝酸塩に還元しますが、これは例えば発ガン物質として知られているニトロアミンに進化する可能性があり、特に幼い子どもたちは無防備なのでヘモグロビン障害に苦しむ恐れがあります。

水中の酸素は、かなりの程度で硝酸塩を亜硝酸塩に還元します。1992年のデュッセルドルフ大学のハイジエネ研究所によるテストでは、下記のような結果が出ています。

	通常レベルの酸素を含む水	酸素が強化された水
硝酸塩（mg/ℓ）	29.0	5.0
電気伝導率（ms/m）	89.0	79.0
酸化（mg/ℓ）	2.6	1.8
酸素レベル（mg/ℓ）	3.8	＞30.0

私たちの体内での酸素の働き

私たちの体内において、酸素は以下のように働きます。

◎糸状頸動脈小体にある化学受容器官を通して血圧調節に作用します。

◎肝臓のミクロソーム（細胞質内の微粒体）にあるミトクロムオキシダーゼ　P-450（細胞呼吸において自動酸化性を持つ酵素）を活性化し、解毒作用に影響します。

◎ミトコンドリアへの酸素供給量を増加することにより、細胞代謝と生物学的酸化を向上させ、細胞内のカルシウムイオン（Ca ++）の濃度の調節に影響します。

◎壁細胞から分泌される胃酸（H+）を中和し水に変質させ、H+/K+ -ATP アーゼとカルシウムイオン濃度を正常化させます。

「溶存酸素水」から「高溶存酸素水」へ

体内に酸素を十分に取り込むことが健康の源

酸素は、呼吸によって空気とともに肺に取り込まれ、静脈血が肺動脈から肺をひとまわりして肺静脈にいく過程で、血液に取り込まれます。古くなった血液である静脈血の二酸化炭素と、肺に取り込んだ空気中との酸素とが交換され、静脈血は動脈血へと生まれ変わるわけです。これを「ガス交換」と呼んでいます。

そうして、動脈血の中に取り込まれた酸素が、動脈血とともに身体の隅々にまで運ばれ、私たちの身体に酸素を行き渡らせているわけです。

しかしながら、常に動脈血が必要な酸素を含むとは限りません。それは、肺が十分に空気を吸い込まないからです。通常、私たちは非常に浅く短い呼吸をしています。つまり、吸い込む空気も少なければ、吐き出す空気も少ないのです。そのため、肺にはいつも古い空気がたまっています。その肺に溜まった古い空気を「残気」といい、その量を「残気量」、その率を「残気率」と呼びます。

一日に二〇回ほどの深呼吸や腹式呼吸が大切なのは、この残気を一掃するためです。残気が一掃されれば、必然的に新鮮な空気をたくさん吸い込むことになり、動脈血の酸素量が十分になり、身体の隅々にまで、必要な酸素が血流によって運ばれます。そのことによって、身体はリフレッシュされるというのが、酸素療法の一つの側面です。

もう一つは、酸素を消化器系にとりこむこともできるということが分かりました。酸素を飲むことによって、それが可能になるのです。

胃ガンや胃潰瘍、胃炎などに、ピロリ菌の悪い働きが大きく影響していることはよく知られています。そのピロリ菌は、実は酸素を嫌う「嫌気性」の菌であり、酸素に触れると死んでしまいます。ということは、酸素がたくさん入った水を飲むことによって、胃の中に生息するピロリ菌をやっつけることができるということです。

中高年になると、ほとんどの人が歯周病になりますが、数多くの種類がある歯周病菌も酸素が大嫌いな嫌気性菌です。そのため、酸素を多く含んだ水でうがいをすることにより、歯周病菌をやっつけて、歯周病を予防することができます。

このように、口から胃を通って腸に至るまでの消化器系においても、酸素は私たちの身体を健康に保つために重要な働きをしてくれるわけです。

新たな水の開発へ向けて本格化する
溶存酸素水への取り組み

よく誤解されるのは、酸素のこのような有効な作用と「活性酸素」の混同です。活性酸素という名前から、これは活性化した酸素であり、よい酸素だと思われがちですが、そうではありません。活性酸素は、病原菌をやっつけてくれたりもしますが、私たちの身体も攻撃してしまう不安定な酸素です。あるいは不安定であるため、敵味方の区別なく攻撃してしまう酸素です。

その活性酸素は、活性水素と結合することによって単なる水に変わりますが（詳しくは後述）、大量の高濃度酸素の供給によっても、活性酸素の害を抑えることができます。活性酸素が不安定なのは、対《つい》になれない電子があるためで、その電子を酸素から奪うことによって安定するからです。

それらのことが分かるのは、後になってからのことでしたが、パクダマン博士は、一リットル中に〇・四五ミリリットルの酸素が入った溶存酸素水をつくりあげました。

そのことを知った私は、酸素はもっと入るはずだと考え、さまざまな試行錯誤の末、一リットル中に一・四ミリリットルの酸素を入れることに成功しました。

この高溶存酸素水には、水道水は使用していません。水道水は塩素殺菌された「死んだ水」だからです。地下水と天然水に、特殊な機械を使って大量の酸素を送り込むことによって、一リットル中に一・四ミリリットルの酸素を入れることに成功したのです。

現在、この高溶存酸素水は、私のところのプラナハウスに来る患者さんに限って飲んでいただいています。

高溶存酸素水では、飲んで三十秒もしないうちに、体全体に劇的な変化が現れてきます。

まず、どの患者さんも、体が柔らかくなります。それまで体が硬くて前屈ができなかった人なども、高溶存酸素水を飲んだあとは、なんと床に手が届くまでになるのです。さらに、多くの患者さんが、目がよく見えるようになると証言しています。

高溶存酸素水のキーワードは、そのものずばり酸素です。かつて野口英世は「すべての病気は酸素欠乏症である」と喝破しましたが、実際、酸素はすべての病気のカギなのです。ガンやアルツハイマー病をはじめ、ほとんどの病気は細胞における酸素の欠乏が招く疾患であるといっていいほどです。

それに、病原菌のほとんどは「嫌気性細菌」です。嫌気性細菌とは、読んで字のごとく酸素を嫌う細菌です。嫌気性細菌は、酸素なしでも生きていける一方で、酸素にあたると死んでしまったりするので、酸素を多く摂ることにより、嫌気性細菌をやっつけることができます。ガン細胞は細菌ではありませんが、これも酸素が欠乏することで活性化する性質を持っています。

また、ストレス、過労、睡眠不足、お酒の飲み過ぎ、喫煙、運動不足などが、血中酸素濃度・血中酸素分圧を低下させ、免疫力を低下させることも、最近明らかになってきました。それと同時に、血中酸素濃度を上げれば、赤血球のヘモグロビンの活性が高まることや、肝機能が解毒のために大量の血中酸素を必要とすることも分かってきました。

そうしたことから、血中酸素濃度を高めに保つことは、病気を未然に防ぐうえで、とても大切であるといえます。

近未来の再生医療における高溶存酸素水の役割

今後は、日本やアメリカをはじめ、全世界において、人間の幹細胞を使った移植再生医療が進んでいくものと思われます。その際、細胞の分裂を促し、移植増殖を促すために酸素（溶存酸素水）が大いに力を発揮するに違いありません。

というのも、体内の酸素濃度が濃くなれば、栄養素の分解吸収、すなわち人間の恒常性が上がり、ＡＴＰの作用が早く行われて再生も増殖も加速されると思われるからです。とりわけ、酸素は細胞内のミトコンドリアＤＮＡに働きかけ、細胞分裂を早めるに違いありません。

現在、日本では京都大学の山中教授を中心に再生医療の研究が進められていますが、幹細胞増殖を早く完成させるには、高溶存酸素水が必要不可欠となるでしょう。

　また、高溶存酸素水にホルミシス医学の微量放射線を加えて、水または細胞に反応させれば、幹細胞がさらにスピーディーに増殖できると思われます。なぜなら、微量放射線がミトコンドリアＤＮＡへの働きかけをさらに強め、細胞単位の増殖がいっそう早く進むと思われるからです。

　このように、幹細胞と高溶存酸素水、それにホルミシス医学の微量放射線によって、医学に革命が起きるのではないかと私は考えています。

第二章　活性水素が活性酸素を中和する

「活性酸素」と「活性水素」は大違い

「活性酸素」を無害化できる物質

前章でも少し触れましたように、「活性酸素」という言葉は、いまではとてもポピュラーになっています。私が活性酸素に着目したころには、酸素は人間にとってなくてはならないものなのに、その酸素が「健康の大敵」だというのは、いったいどういうことなのかと、ずいぶん攻撃されたものです。しかし、いまでは健康のみならず、抗加齢（老化防止）、美容の分野でも、活性酸素の害をいかに防ぐかに注目が集まっています。

現代人を悩ませている病気には、ガンをはじめとして、動脈硬化、血管の障害（心筋梗塞、脳梗塞）、糖尿病、アトピー性皮膚炎などがありますが、これらの病気に活性酸素が大変悪い働きをしていることは、もはや常識といってよいでしょう。

さらに、人間の細胞や組織を酸化させることによって、老化を促進しているのが活性酸素であることも、いまや疑う余地はありません。

活性水素は正真正銘の万能薬

活性酸素を無害化できる物質は、前章で詳しく述べた高溶存酸素水、そして活性水素です。

活性水素には、活性酸素を無害にする働きがあり、どのような病気に対しても八〇パーセント以上の改善を示します。これは、実は途方もないことなのです。西洋医学、近・現代医学には、そもそも「どのような病気に対しても改善を示す」という発想自体がありません。

どのような病気にも効くということでは、かつては「万能薬」といわれるものがありました。軟膏の中にも、「どんな痛みにも効く」というものがありました。それらは、西洋医学、近・現代医学が入ってくる前の薬です。

西洋医学、近・現代医学が入ってきてからは、対症療法が中心になり、〇〇に効く薬ばかりとなりました。それは、病院やクリニックで処方される処方薬に限らず、薬局で買うことのできる家庭薬、ＯＴＣ薬（大衆薬）にまで及びました。風邪薬、胃薬というように、患部と症状に合わせた薬ばかりとなったのです。

西洋医学、近・現代医学を基礎に、症状に効果のあるものとして開発された薬は、分子レベルの薬であるのに対し、活性水素は原子レベルです。

そのため、すべての病気に効果を発揮することができます。

その意味では、かつての万能薬とも違います。万能薬があって、やがて西洋医学、近・現代医学を基礎とした西洋薬が主流になり、その西洋薬の先にあるのが、活性水素なのです。

活性水素が、どのような病気にも効くことを端的に示すものとしては、痛みの瞬間的な消失ということがあります。そのメカニズムを、順を追って説明しましょう。

まず、人体というのは、基本的には安定した還元状態にあります。そこに痛みが発生すると、たちどころに周辺部分が不安定な酸化状態になります。活性水素は、酸化した不安定な状態を還元する作用があるため、これを飲用したり、外から塗って患部に浸透させたりすると、すぐさま還元活動を開始します。

そのことによって、痛みの発生によって酸化していた状態が、もとの安定した状態に戻り（還元され）、痛みが治まるのです。

人体を襲う痛みについては、通常大きく二つに分けられています。切り傷、打撲などの外傷性のものと、腫瘍や結石などによる内発性のものです。

外傷性の痛みを抑える薬は、内発性の痛みには効果を発揮せず、内発性の痛みを抑える薬は、外傷性の痛みを抑えることはできません。それに、打撲をしたからといって、結石の痛みを抑える薬を飲む人もいません。しかし、活性水素については、外傷性、内発性を問わず、その痛みに対して効き目を発揮するのです。

活性水素の力

水について早川英雄氏と徹底的に研究し、活性水素に着目

私は、いまのように活性酸素というものがポピュラーになる前に、早川英雄氏と二人で活性酸素について研究していて、活性水素の驚くべき働きに気づいたのでした。

早川氏は、『ガンに克つ水〜「ミネラル還元水」の驚くべき効果！』の著者であると同時に、「還元水」という言葉を初めて使った人でもあります。

関東学院大学電気工学科を卒業され、明星電気（株）を退社後、早川研究製作所を設立され、いろんな会社の技術顧問をされました。

論文も数多くお書きになり、超音波肌質測定器や超音波有害動物威嚇装置、高周波還元水、空気浄化装置などの特許を取得され、いまも早川研究製作所の代表者として活躍しておられます。

その早川氏も私も、水を研究していたのですが、はじめは、水に含まれるミネラルの成分が、ガンや難病に効果を発揮するのではないかと思っていました。というのも、同じ水でも、ミネラルの成分の多い水のほうが、そうでない水よりも、大きな効果を発揮したからです。しかし、それは決定的なものではありませんでした。

その後、さらに研究を進めていくうちに、水素というのは、ふつうは水素原子が二つ結合した水素分子となって存在しているけれども、ごくまれに原子がそのままの形で存在しているものがあるということが分かりました。それは、九州大学の白畑教授の研究を知ったことによります。

ごくまれに水素が原子のまま存在しているものとは、活性水素のことであり、この活性水素が活性酸素の害を消し、そのことによってガンや難病に優れた効果を発揮することが分かったのです。

私がこのことに気づいたのは、それ以前に活性酸素について研究をしていたからにほかなりません。活性酸素というと、いままでは悪いイメージばかりが目立ちますが、私たちの体内にウイルスなどの異物などが入ってきたとき、その強い酸化力で攻撃し撃退する働きもあり、私たちの身体にとって、悪い働きばかりではありません。しかしながら、何かの要因によって活性酸素の量が異常に増えると、その強い酸化力が私たちの身体に向けても発揮され、さまざまな病気を引き起こしてしまうのです。

第三章　微量放射線の驚異的な治癒力

ヨガと私

「はじめに」のところでも述べましたように、私は、小学校五年生のときから、ヨガの呼吸法（プラナ術）を父親から教えられていました。はじめに自分の脈拍を数え、その脈拍に合わせて「八脈で息を吸い、四脈止め、八脈を吐く」ということを繰り返しさせられました。

一番難しかったのは、吐ききることです。つまり、肺に残気をなくすることです。

それを習得すると、脈と気を調整し、その呼吸法の数を多くしていくのですが、子どもの私にとって、大変苦痛でした。

私はいま、ガンとアルツハイマーの研究を一生懸命にやっています。研究する中で、特に強く思っているのは、ガンもアルツハイマーも、もとをただせば「気」あるいは経絡の流れの悪化が原因ではないかということです。

研究が進むにつれて、さらにその根源に酸素があるのではないかと思うようになりました。空気中には二一パーセントも酸素があるのだから、呼吸を深くし、回数を増やせばよいのかというと、けっしてそうではありません。深呼吸を過度に繰り返すと、過呼吸に陥り、身体の痙攣や卒倒などという事態を招きます。ただし、ヨガの呼吸法を習得すれば、過呼吸に陥ることはありません。

酸素を多く含んだ高溶存酸素水の開発に成功しましたが、この高溶存酸素水は、おもにガン、アルツハイマー病の人に使っていただきたいと思っています。すべての病は酸素不足から起きるというのが、私の持論ですが、ガンとアルツハイマー病については、特にその傾向が強いと思うからです。

ガン細胞は酸素が嫌いですが、ヨガの修行の断食法も大嫌いなようです。

栄養が絶たれるからです。ガン細胞の増殖を抑制するには、ヨガの修行の一つである絶食も、優れた方法の一つです。

そのことに気づき、良いヨガを教えてくれる師はいないかと、全国を探したところ、梅澤房子さんという方から藤本ヨガ学院の千能千恵美さんを紹介していただきました。そこで、私は富山から、千能千恵美さんがおられる愛媛県松山のヨガ道場に、いまも勉強に通っています。

最近、私は「ヨガは森羅万象の原点」であると思うようになりました。そのことを詳しく述べると、以下のようになります。

◎医学の原点……ヨガは東洋医学の原点であるとともに、西洋医学の考え方の原点はヨガに通じています。

◎酸素・気・経絡……これらは一つのものの異なった表現であり、すべてヨガに通じます。

◎原子・素粒子・宇宙……これらもヨガに通じます。天体は大宇宙、人

間は小宇宙、原子素粒子に至るまで、すべてがヨガとつながっています。

微量放射線ホルミシスとの出合い

さて、ここからは微量放射線の話をしたいと思います。高溶存酸素水や活性水素、ヨガと同じように、微量放射線は病気を予防したり改善したりするのに、大きな効果があることが分かったからです。

かつて、鳥取県の三朝温泉の不思議な効果を研究したとき、私は電力中央研究所の服部禎男博士の「微量放射線ホルミシスには、病気の治療効果を高める作用がある」という論文を読んでいました。

その内容は、放射線は微量であれば決して毒ではなく、それどころか、かえって生命の活力を刺激し、健康に役立つことの方が多いということでした。こうした現象について、微量の放射線はホルモンのように作用するという意味で、ホルミシス（放射線のホルミシス効果）という考えが提唱されたのです。

一般に、放射線は、とても恐くて悪いものだということになっていますが、広島にせよ長崎にせよ、いまでは林もあり、野原や庭には花も咲いています。「原爆投下後は、何百年にわたって草も木もはえない」と言われましが、事実はそうではなかったのです。

それに、太陽からは放射線が降り注いでいますが、放射線がそれほど悪いものであったのならば、空気の薄かったころには、もっともっと大量に放射線を浴びていたに違いなく、それでも生命が誕生したのはなぜかということになります。

そこで、改めて微量放射線の研究をし直して出合ったのが、アメリカのトーマス・D・ラッキー博士の論文でした。ラッキー博士は、「放射線は微量であれば決して毒ではない。それどころか、かえって生命の活力を刺激し、健康に役立つことの方が多い」ということを、多くの実験データや臨床データをもとに、主張しておられたのです。

そもそも米国が、微量放射線の人体への影響を研究し始めたのは、宇宙開発の一環としてでした。宇宙に人を滞在させるにあたって、放射線の影響は避けられず、いったいどのようなことになるのかを、NASAが調べ始めたのです。

NASAでの微量放射線の研究は、最初、放射線は有害であり、どのようにすれば避けることできるか、どの程度までならば浴びても問題はないかというようなことがテーマとなっていました。

ところが、いろいろと調べていくうちに、放射線は微量ならば健康に対して有用性がある、素晴らしい効果があるということが分かり、研究の方向が大きく変わっていったのです。

微量放射線の細胞への刺激で高まる治癒力・回復力

日本は、世界で唯一の被爆国であり、核アレルギーの最も強い国民であるといえますが、そのことにより、微量放射線の良い効果についての理解は、かなり遅れてしまったようです。

放射線が私たちのＤＮＡに傷をつけるということは、本当です。しかし、その傷はとても小さなものであり、通常は問題ありません。

ＤＮＡが傷ついたとき、私たちの細胞は、生命を守るために修復しようとします。修復できればなんの問題も起こらず、修復のできないときや修復に失敗したときは、その細胞はアポトーシス（自然死）します。そして、傷ついて修復できなかった細胞が死んだあとには、新しいまったく問題のない細胞がそのあとを埋めるので、問題は起こりません。

この細胞修復、細胞死は、生命が、自然界から発生する多くの障害から自己を守り、健康を維持するためにつくってきた機能です。この機能は毒を少しだけ処方した「薬」と、原理的には同じです。

私たちの身体にとって危険な物質の中のいくつかは、私たちの身体に備わった免疫機能を刺激し、自然治癒力を呼び醒まして病気を治す「薬」となります。低レベルの放射線は、その「薬」と同じで、細胞を刺激して治癒力、回復力を高めてくれるのです。

宇宙で多量の放射線を浴びても宇宙飛行士にはなかった健康被害

「放射線のホルミシス効果」を発見した生命科学者のラッキー博士は、当時はミズーリ大学の教授で、ケネディ大統領が打ち出した、月に人類を送り込むアポロ計画に参加していました。アポロ計画は、アポロ11号によって、アームストロング船長らを、人類で初めて月に送り込みましたが、実はそこには大きな問題がありました。

月に降り立つ宇宙飛行士は、どのようにしても地球上の百倍を超す大量の放射線を浴びてしまうことになるのです。ラッキー博士らが、放射線の人体に対する影響を研究し始めたのは、そのためでした。

その結果、地球上の百倍を超す放射線を浴びても大丈夫だという結論に達し、アームストロング船長たちは、月面に降り立ったのです。

その後、日本人も含めて数多くの宇宙飛行士が、宇宙空間に出て、大量の放射線を浴びましたが、それが原因でなんらかの病気にかかったという話は聞いたことがありません。

被爆国の日本で「放射能は怖い」「被爆は極力避けなければならない」との意見が支配的ですが、米国では、最近は微量放射線による良い作用を

「バイオ・ポジティブ（生物学的に好ましい）現象」と呼んでいるようです。

他方、広島と長崎に投下された原爆の後にも、ビキニ環礁の水爆実験で第五福竜丸の乗組員たちが被爆をしたことがありますし、旧ソ連のチェルノブイリの原発事故でも、相当な被害が出ました。それらは、放射線の恐ろしさを物語るものであるわけですが、それらの放射線は、いずれも非常に高レベルの放射線であるということです。

大量の放射線を瞬間的に浴びれば、確かに被爆するのです。しかし、大量の放射線を瞬間的に浴びるなどということは、自然の状態では起こりえない現象です。

私たちが普通に生活をしている中で浴びる放射線は、非常に低レベルであり、ラッキー博士の研究によれば、その百倍の量を受けても健康にとってまったく害がないばかりか、かえって有益なのです。

日本人がつくったきっかけで
ラッキー博士の論文が世界的評価に

ラッキー博士の、「微量放射線は有益」という説は、いまや日本をのぞいた世界の趨勢《すうせい》となっていますが、最初から受け入れられたわけではありません。世界はもちろんのこと、米国でも黙殺され続けました。

そのラッキー博士の説が、世界の注目を浴びるきっかけをつくったのは、電力中央研究所（以下、電中研）の初代原子力部長・服部禎男博士でした。

当時、電中研とアメリカの電力研究所（ＥＰＲＩ）は、情報の交流活動を展開していて、服部博士は、「ラッキー博士の論文を、米国は日本に対して評価し、回答する義務がある」との手紙を出します。そうしたところ、驚いたことに米電力研究所は、そのようなラッキー博士の論文のあることを、知らなかったそうです。

しかし、服部博士の手紙で、その論文の存在を知ってからの米電力研究所の動きはスピーディーでした。すぐさま米国政府エネルギー省に働きかけ、カリフォルニア大学医学部にラッキー博士の論文の評価がゆだねられました。

カリフォルニア大学は、さっそくカリフォルニア州のオークランドで、二十人ほどの参加者を予定し、ラッキー博士の論文の検討会議を開催しました。そうしたところ、百名を超える専門家が参加し、熱い議論が戦わされる大変な検討会となりました。この検討会が後に「放射線ホルミシス第一回国際シンポジウム」と呼ばれるようになったのは、そのためです。

この検討会（「放射線ホルミシス第一回国際シンポジウム」）により、放射線のホルミシス効果は世界に知られることになり、現在も世界各国でホルミシス効果の研究が続けられています。日本でも、十四もの大学が研究に取り組んでいます。

放射線を引き出す羅天清ヒーターの鉱石

そういった経緯から、私は独自に微量放射線を発する鉱石を、世界中探し回りました。その結果、日本にもあることが分かり、その鉱石が発する放射線を大きくする方法も開発することができました。

こうして出来たのが、羅天清ヒーターです。この鉱石には、二酸化珪素（SIO_2）が七〇パーセントと、他に希土類が多く含まれています。そのため、人間の育成光線四・〇〜二二㎛の波長が出ており、遠赤外線も一〇〇マックスで九五パーセントを放出し、世界でも類のない鉱石です。

また、人間の体内には微量放射線が含まれていますが、それを放出するカリウム40を引き出す鉱石でもあります。

さらに、細胞に熱、遠赤外線、微量の放射線を加えることにより、人間の防衛反応である免疫物質ＳＯＤ酵素をはじめ、Ｐ53酵素、過酸化脂質などの酵素が働きだし、細胞膜の透過性がよくなり、ミトコンドリアを中心に、強力なエネルギーとなって体内の組織に作用します。その際、細胞のイオンを放出し、バランスを取って、痛みや機能障害を取り除く働きをします。

ちなみに、Ｐ53酵素は蛋白質で、正常細胞ではごく低いレベルで維持されていますが、放射線や紫外線、遠赤外線、温熱作用などによって細胞を急激に刺激した時にＰ53遺伝子が発現誘導されることから、Ｐ53はストレス誘導応答蛋白質でないかと考えられます。

また、ガン細胞をアポトーシスへと誘導する働きをすることが分かり、ゲノムの守護神ともいわれています。

なお、一九八九年には、Ｐ53が細胞分裂するとき、細胞内にガンが発生していることが分かり、Ｐ53は突然変異遺伝子であることが分かりました。そのため、ガン抑制遺伝子であるといわれています。

羅天清ヒーターは、この鉱石を使い、それを超微粒子の粉末（平均粒径一・二ミクロン以下）にしたうえで、ナノテクノロジーの技術を取り入れて布に染み込ませ、熱を加えることによって、人間自身の持っているカリウム40の微量放射線を引き出すように工夫されています。

第四章　ガンは免疫力が決め手

私のガンへの取り組み

ガンが確実に治る時代

私は以前から、ガンは確実に治る時代に入っていると思っています。いまもって多くの方が、ガンは確実に死に至る病であると思われているようですが、けっしてそうではありません。ガンは確実に治る病気なのです。ただし、ガンを治したいと思うのならば、まず、ガンは治る病気であると患者さん自身が強く意識することから始めなければなりません。大切なのは、その意識改革にこそあるのだということを忘れてはいけません。

そういう意味では、医療とは、あくまでも治療の手助けをしているにすぎないのです。治すのは、医者ではなく患者さん自身です。患者さん自身の免疫力で治すのです。なかなか病気が治らないのを、医者の治療のせいだと考え、医者に向かって、「先生、ちっとも良くなりませんよ。これで本当に治るのですか？」などと平気で言ってくる患者さんこそ、問題であると言わなければなりません。そのようなことを言う前に、自分に問いかけていただきたい。

「本当に治る気があるのか、治す気があるのか」と。

私は、ガンの方を相手にするさいには、原発がどこで、転移がどこで、現在一番多くあるところはどこかなどを調べたうえで、ツボを選んでいます。例えば、肝臓ガンなら、硬結が出る部分というのが決まっていますから、その場合はここと ここ、肝臓にはあるが別に転移が見られる場合はこことここ、というように、私自身が選択し、施術しています。肝臓に関係する経絡の流れをよくしていくことで、自然と治癒力が上がり、免疫力が上がっていくと考えるからです。

ガンへの取り組み

まずは、経絡を調えて気血の流れを良くします。そして、活性水素水、高溶存酸素水など、良い水を飲んでいただき、体に良い食物のエキスとして、天然のノニ、天然のメシマコブを摂取していただきます。

さらに、ノニのジェル（詳しくは後述）とマイナスイオンと遠赤外線のでる特殊な温熱ヒーターを使い、副交感神経を刺激し、経絡の流れを調えます。

それとともに、ガンが発生する二年くらい前の患者さんの生活を点検します。そうすると、必ずその時期に生活の大きな変化があります。そのことによって、強烈なストレスを受けていることが多いので、生活上の問題を解決し、ストレスがなくなるようにアドバイスをします。

さらに、生命に対する強い執着心を持っていただきます。「ガンは治らない」などと思い込むことは、一番の障害になるからです。

部位別ガンへの私の取り組み

胃ガンへの取り組み

胃ガンは、食道の終わりから噴門、幽門を経て十二指腸の乳頭に至るまでに発生するガンです。五十歳後半から六十歳代の男性に多くみられます。日本人に最も多いのも、この胃ガンです。

胃ガンの原因は、ストレス（神経性胃炎）、ピロリ菌による炎症による組織の損傷、食生活（食べ物そのもの以外に過食・偏食等も要因に含まれる）、喫煙などです。

胃ガンの症状としては、みぞおちの痛み、食欲不振、吐き気などがあります。これらは、胃潰瘍や胃炎の症状とほぼ同じです。

早期胃ガンについては、ほとんど症状がありません。胃ガンは、進行ステージによって治癒率が大きく違い、早期発見が鍵となります。

胃ガンの中でも、胃幽門前庭部（胃の出口に近い部分）にできた進行形のものを、スキルス性胃ガンと呼びます。スキルス性胃ガンは、胃ガン全体の約一〇パーセントを占め、三十代と四十代の女性に多くみられます。

スキルス性胃ガンは、胃全体に横に広がるので見つけにくく、健康診断でバリウムを飲んでも見つからないことが多く、見つかった時には手遅れになる非常にたちの悪いガンです。そのため、スキルス性の胃ガンについては、五年生存率が一五パーセントといわれています。

胃ガンが転移しやすい臓器は、肝臓、腹膜、小腸、大腸、膀胱などです。

診断方法としては、CT、MRI、PET、X腺、内視鏡細胞診などがあります。

治療方法としては、切除（手術）、リンパ節深度により切除、抗ガン剤、放射線療法などがあります。

私の胃ガンへの取り組みは、経絡の陽明大腸経曲池、脾経の陰陵泉、任脈系のだん中を取穴することから始まります。そのうえで、ゴッドハンド（医療用具認可器）を三十分（十五分×二）あてることが、基本になります。

胃ガンの予防対策としては、ピロリ菌を駆除し、暴飲暴食をせず、毎日決まった時間に食事を摂ることから始めます。そのうえで、塩分の摂取量を一日十g以下にし、ストレスをためず（胃は副交感神経系なので影響を受けやすい）、タバコをやめることです。

胃ガンを克服した人の体験談

仙台市　渡井猛さん（仮名）　七十一歳　男性

平成十六年二月に市の検診で胃ガンが見つかりました。四月一日に入院し、十日間かけていろいろな検査を受け、胃ガンが深い難しい場所にあるなどの理由で、全部摘出する予定でした。

ガンを告知されてから、毎日ノニを三十粒（朝十粒、昼十、夕十）を飲み、天然のメシマコブを煮出したお茶を飲みました。病院で手術前の最後の超音波検査をすると深かったガンが浅くなっていて、びっくりしました。

手術は、全摘か内視鏡で部分的にとるか、本人の選択に任されました。私は、再発、転移の可能性もあるとのことでしたが、内視鏡でとることにしました。佐藤先生を信じて、入院中もノニとメシマコブのお茶は飲み続けました。

手術後三カ月は毎日ノニを三十粒飲み、欠かしたことはありません。手術してから三カ月後、六カ月後、一年後の検診でも、おかげさまで再発も転移もありません。担当医も驚いていました。本来ならば胃を全摘しなければ助からないところ、佐藤先生とノニに助けていただき感謝しています。

一人でも多くの人に伝えたいと思い、一人でも多くの人に私が助かったように元気になってもらいたいと思います。

大腸ガンへの取り組み

大腸ガンとは、大腸の走行に発生するガンで、始まりは盲腸から上行結腸→横行結腸→下行結腸→S状結腸→直腸に発生します。

大腸ガンの発生頻度は、直腸（四〇パーセント）、S状結腸、上行結腸、横行結腸、盲腸、下行結腸の順です。

日本では、食生活の欧米化にともなって、大腸ガンが増えています。そのことから、動物性脂肪、たんぱく質の摂取過剰、食物繊維の摂取不足などをあげることができます。

大腸ガンは、毎年約八万人が罹患し、著しい増加傾向にあります。六十歳代がピークで、早期に発見すれば治しやすいのは、胃ガンと同じです。

大腸ガンの症状としては、便秘、便が細くなる、血便、下痢、腹痛、放屁、体重減少などがあります。

大腸ガンが転移する臓器には、肝臓、肺、乳房、腹膜などがあります。

診断方法としては、腸造影検査、Ｘ線検査、内視鏡検査、腫瘍マーカー計測、ＣＴ、ＭＲＩ、ＰＥＴなどによる画像診断があります。

治療方法としては、内視鏡で見ての切除、放射線療法、抗ガン剤治療などがあります。

私の大腸ガンへの取り組みも、経絡の太陰肺経の尺沢《しゃくたく》、陽明胃経の下巨虚、だん中に取穴することから始まります。そうして、ゴッドハンド（医療用具認可器）を三十分あてます（十五分×二）。

大腸ガンの予防方法も、活性水素水、高溶存酸素水を飲み、天然ノニ、天然メシマコブなどのよい食べ物を摂取することです。

肺ガンへの取り組み

肺ガンは、小細胞ガンと非小細胞ガンの二つ大きく分類されます。小細胞ガンは、肺ガンの一五～二〇パーセントを占め、増殖が早く、脳・リンパ節・肝臓・副腎・骨などに転移しやすい悪性度の高いガンです。

非小細胞ガンは、さらに腺ガン、扁平上皮ガン、大細胞ガン、腺扁平上皮ガンなどの組織型に分類されます。

肺の端の方に出来る腺ガンは、最も発生頻度が高く、男性の肺ガンの四〇パーセント、女性の肺ガンの七〇パーセント以上を占めています。

太い気管支に出来やすい扁平上皮ガンは、男性の肺ガンの四〇パーセント、女性の肺ガンの一五パーセントを占めます。タバコと関係が深く、男性に多いガンです。

大細胞ガンは増殖が早く、肺ガンと診断された時には、大きなガンであることの多いガンです。

肺ガンの原因としては、タバコ、大気汚染、アスベストによる中皮腫などがあります。

肺ガンの症状としては、咳、息切れ、血痰、声がれ、呼吸困難、胸部圧迫、喘鳴などがあります。

肺ガンの検査方法には、Ｘ線検査、腫瘍マーカー計測、ＣＴ、ＭＲＩ、ＰＥＴなどによる画像診断、超音波診断があります。

肺ガンの治療方法には、放射線、抗ガン剤、手術があります。

肺ガンへの私の取り組みも、経絡である太陰肺経、厥陰肝経、陽明大腸経の流れを正常にし、太衝、合谷、尺沢などのツボから始まります。

肺ガンとの関連で、特に注意が必要なのはアスベストです。アスベストは、一九七五年まで学校・ビル・工場などの鉄骨に、耐火被覆として吹き付けのことが義務づけられていたので、それ以前に建った学校・ビル・工場の多くに、アスベストが存在します。

アスベストの大きなものは気道にひっかかり、肺まで到達しませんが、小さなものは肺に到達して、アスベスト被害の原因となります。それも、健康被害は二十年から四十年後であるといわれています。アスベストが肺に突き刺さったあと、長い年月を経て発病するということです。

アスベストを吸ってもすぐには発病しないのは、自己免疫力が大きく関わっているからではないかと、私は考えています。アスベストを吸ったからといって、吸った人全員が発病しないのも、同じ理由です。

アスベストを吸っても免疫力がしっかりあるときには発病せず、加齢にともなって自己免疫力が落ちた時に発病するのではないでしょうか。

肺ガンの予後は、アスベストによる被害も含めて、一般的に早期をのぞいて、あまり良くないのが現状です。自覚症状に乏しく、症状が現れたときには進行していることが多いので、自己免疫を高め進行を防ぐことが大切です。

肺ガンの予防対策としては、タバコをやめ、アスベストに近づかないようにし、空気汚染のない所に転地するというようなことがあります。

肺ガンへの私の取り組みも、経絡を整えて気血の通りをよくすることから始まります。そのうえで、活性水素水、高溶存酸素水などの良い水を飲んで免疫力を高め、天然ノニ、天然メシマコブなど、良い食べ物を食べることが基本になります。

肺ガンを克服した人の体験談

岐阜県中津川市　笹田　明さん（仮名）　六十六歳　男性

平成十五年一月頃、自分でも顔色が良くないなあと思っていたところ、心配してくれていた同級生の勧めもあって、市民病院で人間ドックを受けることにしました。すると、右の肺門部にリンパ節腫瘍が見つかり、医師から手術を勧められました。

ところが、運が良いことに、ある人から「腕の良い鍼師がいるから」と、佐藤先生を紹介され、鍼治療をしてもらいました。免疫を高めるためにノニとメシマコブを二月から飲み始めました。服用した量は、朝食前にノニを十粒、食間（午前十時）メシマコブ二袋、昼食前にノニ十粒、食間（午後三時）メシマコブ二袋、夕食前にノニ十粒、食間（午後九時）メシマコブ二袋です。これを、毎日欠かさず飲み続けました。

二月十二日に改めて右肺のＣＴ撮影をし、十七日には脳ドックを受けました。その結果、右肺にも脳にも異常がないことが分かったのです。肺ガンが消えていました。

現在は顔色も良くなり大変元気でソフトボールやゴルフなどを楽しんでいます。また健康維持のため、今もメシマコブを一日三回飲んでいます。ノニ、メシマコブは私たち庶民にとっても手頃な価格で購入でき、ありがたい限りです。佐藤先生、本当にありがとうございました。

肝臓ガンへの取り組み

肝臓ガンを分類すると、原発性肝臓ガンと転移性肝臓ガンに分けられ、通常肝臓ガンといえば原発性肝臓ガンを指しています。肝臓ガンのほとんど（九五パーセント）は、肝臓内の胆官細胞ガンです。

肝臓ガンの診断として、まずは血液検査によるGOT・GPT値があります。そのほか、超音波検査、CT、MRIなどによる画像診断、肝血管造影などがあります。

肝臓ガンの治療としては、外科手術、エタノール注入療法、マイクロ波療法、ラジオ波療法、凍結療法、肝動脈塞栓術、放射線療法、東洋医学療法（経絡の調整）、ツボ療法などがあります。

肝臓ガンの原因の大半は、肝炎ウイルス、B型肝炎ウイルス、C型肝炎ウイルスです。C型肝炎は輸血によることが多く、C型肝炎から肝硬変になり肝臓ガンになることがよくあります。

そのほか、他の臓器ガンが血管あるいはリンパ球によって運ばれて発病することもあります。

肝臓ガンの症状としては、食欲不振、全身がぬけるようにだるい、白目部分が黄色になるなどがあります。肝臓は「沈黙の臓器」といわれているように、これといった自覚症状のないことが多く、手遅れになりやすいという特徴があります。

私の肝臓ガンへの取り組みも経絡・ツボから始まります。肝臓ガンになると経絡的には、陽陵泉・尺沢のツボに反応が現れることがよくあります。また、肝臓ガンについては原発性であるか、他に臓器からの転移かを見極める必要があります。それにより経絡のツボの取り方が異なるからです。

肝臓ガンを克服した人の体験談

東京都世田谷区　木原信弘さん（仮名）　七十一歳　男性

平成十六年六月二十五日、東大病院で肝細胞ガンと診断され、同時にエコー、ＣＴ、採血の検査をしました。検査の結果、腫瘍マーカーＡＦＰ４

００、ガン細胞三〇㎜でした。

そんなとき、知り合いの方からノニとメシマコブを紹介され、七月一日からノニを三十粒（朝十、昼十、夕十）、メシマコブ六袋（朝二、昼二、夕二）を毎日飲み続けました。

そうしたら、十一月十日、病院の再検査でガンが小さくなっていることが確認されました。腫瘍マーカーも４００→10で、ガン細胞も三〇㎜→一五㎜という驚きの結果でした。

東大病院の先生も驚かれ、「何か特別なことでもしたのですか？」と聞かれたので、「鍼灸師の佐藤清先生に診《み》てもらっています」と、正直に答えたところ、その先生は佐藤先生のことをご存知だったようで、「佐藤先生なら間違いない。このまま続けるように」と言われました。

それからは、ガン撲滅のためにノニ十粒（朝五、夕五）、メシマコブ二袋（朝一、夕一）を飲み続け、平成十八年七月、おかげさまでガンが完治しました。私も妻も、佐藤先生とノニ・メシマコブの出合いに本当に感謝しています。

大阪府　小林文江さん（仮名）　女性

直腸ガンから始まり、C型肝炎→肝硬変→肝臓ガンになり、GOTとGTPが十年間、60以下に下がったことがありませんでした。肝臓に三つのガンがあり、乳ガンと腋の下に無数のガンが転移、首にも悪性リンパ腫があり、喉頭ガンも判明しました。すぐに病院で抗ガン剤治療を受けましたが、副作用があらわれました。手が動かなくなり、リウマチの症状が出て、医師が抗ガン剤治療を中止しました。そんな時、友人から「東洋の天才鍼師」がいると聞き、佐藤先生の鍼治療を受けました。肝臓ガンのツボに鍼をうっていただき、菩薩元という高ミネラル水を一日一・五リットル飲み、ノニを一日三十粒（朝十、昼十、夕十）、メシマコブを六袋（朝二、昼二、夕二）、毎日毎日飲み続けました。

すると、メシマコブの効き目がすごく、肝臓の三つのガンが消えていきました。あれほど高かったGOT、GPTが、なんと24と28にまで下がり、まったく正常値になりました。医師たちは不思議そうでした。

現在も月に一度は佐藤先生の鍼治療を受けています。

乳ガンへの取り組み

乳ガンは、女性ホルモンの分泌が多くなるときに発病することの多いのが特徴です。女性に多く発病しますが、男性にも約一万三千人に一人の割合で発病します。

乳ガンの症状としては、乳房のしこり、乳房にえくぼのような小さなくぼみが出来る、乳房の周囲のリンパ節（腋窩）の腫れ、頸部リンパ節の腫れなどがあります。

診断方法としては、自分の手で乳房に触れる、レントゲン、CT、MRI、マンモグラフィ、乳腺炎と乳ガンの細胞診などがあります。

乳ガンの治療方法としては、外科的に乳房を切除、放射線療法、抗ガン剤、ホルモン療法などがあります。

乳ガンへの私の取り組みとしては、経絡の陽明胃経、太陰脾経を取穴する、経絡の変化をみて小陽三焦経の経絡の異常を考えるということから始まります。ツボは陽明胃経の場合は羅天清セラピーの上接、下接の理論で取穴します。

さらに、経絡上にゴッドハンド（医療用具認可器）を三十分（十五分×二）あてます。

母親や姉妹に乳ガンになった人がいる場合は、乳ガンになりやすいといってよいでしょう。そのような人は、特に高カロリー食を控えるなど、予防につとめることが大切です。

乳ガン予防としては、そのほかに活性水素水、高溶存酸素水など、良い水を飲み、天然ノニ、温熱ヒーター、天然メシマコブなどを摂取するということがあります。

ガンを改善するためのポイント

ガンにならないための十一カ条

一．ガンになる一～二年前の生活習慣を洗い出し、ストレスを除く。

二．趣味を持ってリラックス（笑いながら友達と遊ぶことも必要）。

三．タバコは吸わない。偏食しない。物をよく噛んで食べる。できるだけ無農薬のものを食べる。

四．睡眠不足にならない。人間はなるようにしかならないから、くよくよしない。

五．ガンは生活習慣病。

六．検査、検査で放射線を多く受けない。抗ガン剤はできるだけ避ける。

七．天然のノニ、天然のメシマコブを摂取する。

八．体内の微量放射線カリウム40を引き出す温熱ヒーターを用いる。

九．排便を我慢しない。

十．食事は、できるだけ食事はおなかが空いたときに食べる（犬・猫などは、おなかが空かないときには食べない）。しかも、腹八分目に。

十一．快食・快眠・快便。リラックスすれば必ず免疫力が上がる。

絶対に治すという気持ちを強く持ち続けることが大切

私は以前から、ガンになるには必ず理由があると言ってきました。原因があって結果があるというわけです。ですから、患者さんに対して、よく次のように言います。

「なぜガンになったのか、その原因を解決しない限り治すことはできませんよ。例えば、仕事のしすぎやタバコの吸いすぎなど、思い当たることがあるというのならば、あなたはガンになるべくしてなったということです」

ガンになる原因があって、ガンになったのならば、その原因を取り除かない限り、外科手術によって摘出しても、抗ガン剤で叩いても、やがてまたガン細胞は息を吹き返します。過剰な仕事量を減らし、タバコをやめ、暴飲暴食をやめ、適度な運動をするというようにしていかなければ、いくら良い治療を受けても、一時的には良くなっても、病気そのものと縁が切れるわけではないのです。

ですから私は、病気になる原因を自ら取り除こうとしない人は、相手にしませんよとさえ言っています。それは、自分で治らないと思っている人を助けることほど難しいことはない、ということもあるからです。

病気を治す第一の基本は、絶対に治ると信じることです。その気持ちを強く持ち続けることにより、脳内に治るためのホルモン物質がどんどん出てきます。セロトニン、ドーパミン、エンドロフィンなど、モルヒネ系の物質がたくさん出てくることによって、免疫力はどんどん高まっていくのです。

それに、呼吸法も大切です。八つ吸って四つ止めて、八つ吐くというようにするヨガの呼吸などは、体内に大量の酸素を取り込むことに大きな力を発揮します。酸素を取り込むというと、吸うことに意識がいきがちですが、実は吸うことよりも吐くことのほうが大切であり、吐くことはさほど簡単なことではなく、なかなかマスターできません。

ヨガでは、呼吸が左脳から右脳に抜けると、免疫力がつき、細菌は全部消えるといわれています。確かに、瞑想すると、いろいろな生活活性物質が出てきます。反対に、心配したり不安になったりすると、心配や不安のホルモンがたくさん出てきます。

そこで私は、患者さんには、できるだけ楽しいことをイメージしてもらい、鍼治療を行うようにしています。

自分で言うのもおこがましいのですが、私は、鍼治療において、私を超える人はおそらく今後出てこないのではないかと思っています。それほど私は、自分の鍼に自信を持っています。ですから、私の患者でまったく改善しない人という方は、まずいません。必ず治っているか、良くなっています。

先日も、ある患者さんが、手が痛くてまったく上がらない、助けてほしいといって訪ねてきました。診たとたん、ここところだと直感し、そこに鍼を打ちました。治療が終わったとたんに、腕はすっかり元通りになっていて、びっくりした患者さんは、

「なんともない。なんですか、これは？」

と、本当に驚いていました。そこで私は、

「治りゃあ、なんでもいいじゃないですか」

と、笑って返したのですが、いまも、私の治療の腕は、日々向上し進化していることは、間違いありません。

実は、私はこの本の前にも、『飲んで、塗って、痛みが消えた』（二〇〇四年七月、たま出版）という本を出しましたが、そのときと比べても、自分の腕がはるかに進化しているのがよく分かります。それは、経験というものが大きいからかもしれません。

副交感神経の働きを活発化し、免疫力を高めるセロトニンに注目

私のところに来られるガン患者さんたちというのは、放射線照射や抗ガ

ン剤投与など、現代西洋医学の大変過酷な治療を繰り返し受けた方ばかりです。そのため、ガンについての知識も十分持っていますし、自分の中で現在ガンがどのような状態にあるかについても、しっかり把握しておられます。

ですから、私としても、患者さん自身の情報をもとに、的確に判断することができます。また、ガン患者さんには、高溶存酸素水とノニも、同時に飲んでもらうことにしています。

安保徹氏の『免疫革命』などに見られる理論については、私なりに応用させてもらっています。例えば、セロトニンというのは、睡眠を誘発し、副交感神経に働きます。アポトーシス理論の骨子にあるのは、この交感神経と副交感神経のバランスです。交感神経が働きすぎると、ストレスが増し、活性酸素を大量に発生するため、さまざまな病気を発生させることになります。その場合、鍼でいうと、副交感神経というのは、頸椎《けいつい》と尾てい骨周辺に集約されていますから、そこを刺激すればよいということです。

交感神経はアドレナリンをたくさん出すのに対し、副交感神経はセロトニンを出します。このセロトニンによって副交感神経の働きは活発になり、免疫力を高めていくのです。ですから、セロトニンはなくてはならない物質として注目されています。

第五章　アルツハイマー病が改善されている

アルツハイマー病への私の取り組み

アルツハイマー病の原因は、これまでアミロイド説（老人斑のコロイド）、アルミニウム説（鉱山の下流の人たちにアルツハイマー病が多い）、ホルモン説など、いろいろとありましたが、結局は不明とされていました。

それが、最近になって、脳内ホルモンのドーパミンとセロトニンのバランスの崩れが原因であることが分かってきました。

アルツハイマー病の初期は、海馬と扁桃体側坐核に組織のバランスの乱れ、すなわち脳内ホルモンのドーパミンの分泌量と、自分の体内でつくられるセロトニンの不足によって発症するものと思われます。脳内微調整バランスの崩れた時に、体内でつくられるセロトニンが不足し、それが原因で発症するのではないかと思われるのです。

アルツハイマー病の世界的権威である松澤大樹先生も、アルツハイマーの原因は「体内のドーパミンとセロトニンのアンバランスによって、交感神経と副交感神経の調節ができなくなるためである」と言っておられます。これは、二〇〇八年一月に、実際にお目にかかった時に伺ったことです。

初期のアルツハイマー病には、もの忘れ、認識と記名力の低下が見られます。それらは、加齢にともなう単なる健忘症状であるとされることが多いですが、明らかに健忘症とは異なる症状です。

一時的にもの忘れ、認識・記名力の低下が見られたあと、まったく正常としか見えない状態に戻り、それがしばらく続いたあと、またもの忘れ、認識・記名力の低下が見られるようになります。そのため、最初は、まわりの人は、ちょっとヘンなときもあるというように思っているのですが、やがて正常と不正常を繰り返す「マダラボケ」状態になり、まわりの人もはっきりと気づくようになります。

アルツハイマー病を改善させる取り組みとして、私は次のような方法を勧めています。

体内にセロトニンを多くつくるために、バナナ、パパイア、ノニなどを食べるようにします。

それらの中でも、特に注目しているのは、ノニのゼロニン、セロトニンです。また、トリプトファンも体内でセロトニンに変化するため、注目しています。

これらは、ノニのエキスを抽出したサプリメントによって摂取することができます。

体内でつくられるセロトニンは体内時計や太陽の光と密接であるため、早寝早起をし、太陽の光によく当たるようにしましょう。

体内でつくられるセトロニンは、九〇パーセントは腸内でつくられ、自分の意識や感情とも密接です。

そのため、ヨガのストレッチと瞑想を加えながら、呼吸法をすることにより、良い効果を得ることができます。

反射動作をしているときには、セロトニンが出ないといわれています。名人、達人といわれる人が行う動作には、無意識のものが多いため、セロトニンの分泌は少なくなります。

脳内に酸素を多く取り込むためには、過呼吸にならないように、ヨガの呼吸法を取り入れて、深く長い呼吸をすることと、高溶存酸素水を摂取することです。

そのことにより、海馬扁桃体側座核の細胞分裂が活発になり、組織の再生が早くなります。

腸内、特に小腸の経絡を整え、東洋医学の小腸経と大腸経を整えます。

交流磁器ゴッドハンド（医療用具認可器）を左右の側頭葉と前頭葉と後頭葉に当て、海馬扁桃体側座核をめがけて交流磁器で刺激します。

そこに、自分の持っている微量放射線カリウム40を引き出すために、私の開発したヒーターを加えます。

アルツハイマー病改善への私の取り組み

アルツハイマー病は、家族に発病者がいた場合、発病する可能性が高いようです。

また、アルツハイマー病は、酸性雨が土壌の中のアルミニウムを溶かすことが、発病の大きな原因になっているようです。

さらに、生活習慣病は、アルツハイマー病を助長します。高血圧・糖尿病・高脂血症などの人の方が、そうでない人よりも発生率が高く、進行も早くなります。

こうした要因もさることながら、私は、アルツハイマー病は、脳内の酸素不足によって発病するのではないかと思っています。

人は、首から上で二〇パーセントもの酸素を消費していますが、呼吸だけで必要な酸素を得ようとすると、過呼吸に陥り、昏睡または痙攣を起こします。

そこで、高溶存酸素水を飲むと、過呼吸に陥ることなく、必要な酸素が摂取できます。

また、首から上の経絡の硬結をとり、血流を良くしてあげると、うつ病とアルツハイマー病が改善されます。

ノニから取り出したセロトニン、ゼロニンなどが多く含まれた食物と、高溶存酸素水を摂取し、交流磁器治療器ゴッドハンド、自分自身の持っている体内のカリウム40を引き出す温熱ヒーターで、海馬扁桃体側坐核・前頭前野・後頭野を刺激すると、アルツハイマー病、うつ病が改善されます。

アルツハイマー病を克服した人の体験談

神奈川県　成田久史さん（仮名）　男性

私は、数十年勤めた会社を定年退職しました。小さな会社でしたが、馬車馬のように働きました。それによって会社を大きく発展させたことを思い出すたび、現在の状況に寂しさを感じるようになり、睡眠が思うようにとれなくなりました。

ある日、急に記憶が消えたり、自分の言っていることが分からなくなったりしました。同時に妻が脳梗塞になり、ろれつがまわらなくなり、歩行も困難になりました。そのことへの心配も重なり、意識が急に変わり、変だと妻や娘から言われましたが、自分ではまったく分かりませんでした。

あるとき、娘が「お父さんは、心の旅路にちょくちょく行く」と言いました。記憶喪失のせいか、好きなゴルフをしていても、次の予測が分からなくなり、スコアが大変でした。

言語障害のあった妻は、佐藤清先生をたずねて、中国鍼と運動療法、経絡治療を受けました。そうしたところ、たちまち言語もはっきりし、歩行もほぼ回復しました。音程が狂って歌えなかったカラオケも上手に歌えるようになり、カラオケ大会に出るまでになりました。

妻は、すばらしい治療をする先生だからと、私を浜松のニュープラナハウスの治療所に連れていってくれました。はじめの治療の問診で、記憶と認知がとどこおる、記憶が飛ぶ、心の旅路へ行くことがあるなどのことから、アルツハイマー病ではないかと思われたようです。

しかし、それらの症状は、三回目の治療ですっかりなくなってしまいました。頭が重い感じがあったのもなくなり、よく睡眠がとれ、いろいろなことを考えたり行動をしたりするときに、先が読めるようになりました。そのことにより、ゴルフのスコアも以前のようにハーフを四〇台でまわれるようになりました。

佐藤先生の鍼は、後頭部に中国鍼を一本だけです。それに、先生の開発された交流磁気治療器ゴッドハンドによる治療、ノニと溶存酸素水を飲みました。それらのことにより、今は記憶が消えたり、記憶が飛んだりすることはありません。アルツハイマー病が良くなったのです。

佐藤先生からは、「完治しても、二カ月に一度くらいは観察しましょうね」と言われ、妻も私も大変感謝しています。

静岡県　竹田冴子さん（仮名）　女性

気がついた時には物忘れが激しく、同じことを数回繰り返すようになっていました。約七年前、職場の仲間から「変だ」と言われ始め、協調ができなくなり、うつ状態になってしまいました。

五年ほど前、静岡の病院と藤枝にある赤十字系の心の医療センターへ行き、両病院ともＣＴ、ＭＲＩなどの検査を四回行いましたが、異常がないと診断されました。その後、福島県の南東北病院の松澤大樹先生を紹介され、診断の結果、アルツハイマー病とうつの総合疾患と診断され、現在に至っております。

薬は十二月二十五日ごろまで服用しましたが、副作用でむくみが出て、ボーッとして自分の意思がないような状態になりました。利尿剤を飲んでいましたが、副作用があり、心配していた時に、知人の紹介で佐藤清先生を知り、ノニとサンザシを飲み、ジェルを塗り、ゴッドハンドによる治療も始めました。

ニュープラナハウスで、二月三日から治療していただき、初日から効果が現れ、三日目でさらに効果が出て、翌々週の三日間の治療で、ほぼ、うつ状態が改善されました。

二月二十八日・三月二十八日の南東北病院での検査と松澤大樹先生の診察では、昨年十月の写真と三月二十八日の写真との変化を比較し、うつの損傷患部が良くなり、アルツハイマー病も良くなっているとのことでした。

私本人としても、笑顔と冗談が飛び出すことにより、うつが良くなっているとの自覚があります。物忘れも改善され、対人関係もスムーズになってきているので、アルツハイマー病も良くなっていると思います。

名古屋市　山田春樹さん（仮名）　三十四歳　男性

私は十九歳のころから軽度のアトピーを持っていました。それに加えて、二〇〇三年七月頃から生活環境の変化によりストレスを感じ、うつ病にもなってしまい、皮膚科と精神科を行ったり来たりする状態になりました。

それでも、改善の兆しが見えず、逆に抗うつ剤の副作用でアトピーがひどくなり、かゆさが増していました。通院していた精神科医には、「アトピーのかゆさとうつの辛さのどっちをとるんだ？」と言われました。明らかにうつの方が辛いのです。そんな答えを分かっていながら、副作用の強い抗うつ剤を飲まされていました。

病院もいろいろ変え、図書館でも調べ、あらゆる方法を試してきましたが、どれもさほど効果がなく、困っていました。会社も、たった三カ月の間に一年間の有給休暇すべてを取らざるを得ない状態までなっていました。

そんな中、二〇〇五年五月二十二日に、かつての同級生の誘いで、浜松のコンコルドホテルで開催された佐藤清先生の講演会を聴きに行きました。直接、先生とお話をさせていただける機会もありました。うつは脳内のセロトニンと酸素が不足して起こるということでした。セロトニンはノニの中に多く含まれていることも教えてもらいました。大変勉強になり、早速、ニュープラナハウスでの治療も予約しました。

講演会の数日後、ニュープラナハウスで、鍼治療、ゴッドハンド、ジェル、溶存酸素水などで総合的に治療をしてもらいました。待合室では佐藤先生が雑談の中でいろいろと話をしてくださり、これもまた「心の治療」ともいえると思いました。治療初日からとても頭がすっきりし、効果を実感しました。同時に、このまま続けていれば治ると確信しました。

ノニは一日に十粒×三回ほど飲んでいます。また、六月の終わりにゴッドハンドを購入しました。自分でも治すことのできるツールを手に入れたのです。

うつ病が改善されていくのに伴い、アトピーの方も改善されていきました。ジェルを塗ることで、かゆみも抑えられています。肌がとてもかぶれていたのが、今では、まるでかゆい時がなかったかのようにスッキリしています。

うつ病の最悪の時を「一〇」とすると、現在の状態は「一」です。安心はしていませんが、もう治ると確信しています。今の世の中、うつ病になる人が大変増えていると聞きます。私もその体験者の一人です。このように、病院でもなく、薬に頼るわけでもないのに改善できることを多くの方々にお知らせしていきたいと思っております。

最後になりましたが、佐藤清先生、佐藤中先生、ニュープラナのスタッフの方々のご厚意に感謝申し上げます。

小川ヒロコさん（仮名）　八十五歳　女性

骨粗鬆症と認知症で病院の診断では認知度十三度との診断が下されました。寝起きする時、体に激痛が走って自分一人では寝返りができず、介護が必要で、ほぼ一日中寝たきりが続きました。同時に記憶が薄れ、気力がなくなり、今までできたことができなくなりました。

文章（日記）を書くこともできなくなった時に、サトー式羅天清ヒーターを痛みのある所に当て、ノニ（食品サプリメント）を摂り、ゴッドハンド（医療機器）を左右の側頭部に当て、さらに温熱ヒーターを痛いところに当てたところ、劇的に回復しました。

自分で自分の用便もでき、日記もつけることが約一カ月くらいでできるようになりました。今まで苦しんだことがうそのようです。

佐藤先生に感謝しています。

まだ解明されていないアルツハイマー病の原因

アルツハイマー病は、一九〇七年に、ドイツの精神病医アルツハイマーによって初めて学会に報告された病気です。アルツハイマーは、自分がどこにいて何をしているのか分からなくなった婦人を、五十六歳で死亡するまでの四年半にわたって詳細に観察し、死後解剖をして、その婦人の脳に異常のあることを認め、それを学会に報告しました。

そのことにより、その婦人のような症状を呈する病気をアルツハイマー病と呼ぶようになりました。

アルツハイマー病が世界中で一般に知れ渡るようになったのは、レーガン元アメリカ大統領がこの病名を公表したからです。この時は、世界中が、さすがアメリカだと、その思い切った情報公開に驚きました。

しかしながら、アルツハイマー病の原因については、世界中の脳を研究する科学者たちが、懸命にその原因を探していますが、いまだにはっきりとしたことは分かっていません。現在、これが原因ではないかと考えられているものとしては、すでに述べたように次の三つがあります。

◎遺伝的な影響による発症

◎脳内のドーパミンという物質の不足による発症

◎ホルモンの減少による発症

そのほかに、老人性斑のもとになるような物質が変化するというものや、脳の中の海馬という細胞が欠落し、壊死を起こすため（これは東北大学名誉教授・松澤大樹氏の説です）というものもあります。

ところで、アルツハイマー病の危険因子を持った人というのは、どういう人が考えられるでしょうか。筆頭にあげられるのが、生活習慣病のある人です。特に男性で、高血圧・高脂血・糖尿などの傾向の強い方はアルツハイマー病にかかりやすいと、データにもはっきり表れています。ですから、生活習慣病の患者を減らせば、アルツハイマー病の患者も減るということがいえます。

三種類のコンピューター映像装置の開発によって脳科学が飛躍的に発展

浜松に住むAさんは、七、八年くらい前から職場でのおかしな言動が目につくようになりました。

アルツハイマー病の症状として特に顕著なのは、見当識の消失です。見当識というのは、現在自分が生活している状況や自分自身の存在を、客観的に正しく捉えることのできる精神機能のことです。見当識を消失すると、具体的には、現在の日時や場所、状況が分からなくなり、自分自身のことも分からなくなってしまいます。

Aさんの場合、見当識の消失という症状が、まずは職場で見られるようになりました。そんなAさんに対し、職場の人たちも、何かおかしいとは感じながらも、それがアルツハイマー病であるなどとは、考えもしませんでした。Aさん自身も、自分がおかしいとは、少しも感じていなかったようです。

やがて、職場の人たちは、そんなAさんとの接し方に、特に気をつかうようになっていきました。Aさん自身も、自分が時に必要以上に大事に扱われたり、その逆に無視されたり、見て見ぬふりをされたりしていることを、しだいに感じるようになり、うつ状態になっていきました。

アルツハイマー病の原因はまだ分かっていないとはいうものの、日本では脳に関する研究は非常に盛んで、その成果もかなり高いレベルにあります。その脳に関する研究に、大きな進歩をもたらしたのは、三種類のコンピューター映像装置の開発でした。二十世紀末のコンピューターの進歩には目を見張るものがあり、それが医学を含む科学を大きく進歩させることになったのです。

ＣＴあるいはＸ‐ＣＴとして知られているのは、最初に登場したＸ線コンピューター断層装置です。これは、体内の臓器やガンなどの病気の形をみるのに適した装置です。胸や腹部などの体の動きがあるところをみるときに、特に威力を発揮します。

次に、ＭＲＩあるいはＭＲと呼ばれている磁気共鳴断層装置があります。これは、病気の形状のほかに、水分や血液の量の変化、機能をみることができます。このＭＲＩの開発により、脳、脊髄、小骨盤などの詳細な映像が得られるようになりました。

三つめは、ＰＥＴと呼ばれている陽電子＝ポジトロン＝断層装置です。このＰＥＴは、三種類の映像装置の中では最も有能で、Ｘ‐ＣＴやＭＲＩ

が主として形をみる装置であるのに対し、体の各部位の機能（化学的変化）を定量的にみることができます。そのことにより、全身のガンを一度にすべて描き出すことができるようになり、脳の詳細な機能をみることもできるようになりました。アルツハイマー病との関連で言えば、ＰＥＴで脳内における糖の代謝と酸素の供給率を測ることで、脳が正常に機能しているかどうかを知ることができます。

ノニとサンザシでアルツハイマー病とうつ病を改善

Ａさんは、静岡県の二カ所の病院で、ＣＴとＭＲＩとＰＥＴを使った検査をすべて行いました。ところが、その結果、なぜそのような症状が出るのか分からないと言われてしまったのです。

そのため、Ａさんは、どうしたものか途方にくれていたとき、福島県の親戚から、東北大学に脳の権威者がいるから、そこで診てもらったらどうかと勧められ、さっそく出かけていきました。そうすると、即座に、「これは、アルツハイマー病とうつ病の統合性失調です」との診断がなされました。

うつ病というのは、大脳辺縁系の中にある扁桃体が萎縮して、穴が開くために起こる疾患です。逆に言えば、もともと扁桃体に傷のある人は、うつ病を起こしやすいともいえるのです。東北大学でアルツハイマー病とうつ病の統合性失調と診断されたＡさんは、その後も時間をかけて通い続け、指示されるままに薬を服用し続けました。

ところが、しばらくすると、Ａさんは、今度は薬の副作用に悩まされることになりました。どんどん太り出し、体に異常をきたすようになったのです。アルツハイマー病とうつ病の統合性失調という診断から、おそらくドーパミン系の薬が大量に処方されたのでしょう。診断は正しいのでしょうが、処方に関しては、このあたりが西洋医学、近・現代医学の限界であるように思います。

Aさんが私のところに来たのは、まさにそのようなときでした。私の講演を聞いて、ぜひ診てもらいたいと思ったのだそうです。その時、Aさんのうつはかなり深刻な状況にまで進行しており、しゃべることさえほとんどしなくなっていました。

私は、Aさんには、サンザシとノニだけを服用してもらうことにしました。その後、浜松にプラナを開設したことから、そこに通ってもらうことにしたのです。すると、驚くことに、Aさんのうつは、なんと三日で消えてなくなりました。さらにその三日後には、ほとんど口を開くことのなかったAさんが、なんでもべらべらとしゃべるようになったのです。

それから半年が経ち、Aさんは東北大学に行き、再び検査を受けました。すると教授は、写真を見ながら、「本当に良くなりましたね」と、ひどく驚いた様子で話していたそうです。扁桃体に開いた穴はしっかり塞がり、海馬の欠落していた部分も、きれいに修復されていたそうです。

そこまで、完璧に治っていたとは……。この結果には、正直、私も驚きました。

脳細胞を再生させれば治る？　アルツハイマー病

Ａさんのアルツハイマー病の推移から、私なりにいろいろ考察してみました。その結果、アルツハイマー病に何よりも有効なのは、酸素であるとの結論に達しました。さらに、ノニに含まれるゼロニンとセロトニンという物質が、ドーパミンやその類の酵素の減少を抑えるということも分かりました。

つまり、ゼロニンやセロトニンは、他の酵素より粒子が大きいため、ドーパミンなどを保護する働きをすることが分かったのです。

一般的には、いまのところアルツハイマー病を予防する方法はないといわれています。しかし、私は、高溶存酸素水を飲むことにより、アルツハイマー病は、おそらく劇的に良くなると考えています。高溶存酸素水の効力によって、アルツハイマー病によって侵された脳の細胞を蘇生させることができれば、アルツハイマー病は必ず治るに違いないからです。

脳の細胞というのは、肝細胞と同じで、再生することが可能な細胞です。ですから、再生する方法さえ分かれば、すべては解決するのです。

以上のことから、私は次の方法を考え出しました。

◎アルツハイマー病が治る方式

一．ノニを大量に飲むことで、ドーパミンなどの酵素の減少を抑える。

二．サンザシによって血液の流れを良くする。

三．高溶存酸素水を飲み、ヨガの呼吸法を実践することで、肺により多くの酸素を送り込む。

四．ゴッドハンド（医療用具認可器）を、ツボである海馬扁桃体側坐核・前頭前野・後頭野にかける（交流磁気がプラス・マイナスで入ってくるため、脳細胞を刺激することになる）。

五．ツボにノニのジェルを塗布する。

これら五項目の中でも、私はやはり酸素の摂取が最も重要なのではないかと考えています。まずは大量の酸素を送り込み、そのうえで超微粒子化したノニやサンザシを飲むのです。超微粒子化されたそれらの物質は、直接細胞に働きかけ、驚くほどの効力を迅速に発揮するはずです。

脳に酸素を入れるには、そのような物理的な方法以外に、呼吸法もあります。ヨガなどに伝わる呼吸法によって、私たちは酸素をより多く体内に取り入れることが可能なのです。

また、病気を治すには、イメージトレーニングも忘れてはいけません。脳の疾患部分について、例えば、海馬に異常があるが、それは絶対に治るというイメージをまず持ってもらうのです。そのうえで、こうやれば必ず治るということを、患者さん自身に年中イメージしてもらい、治療していくと効果的です。

介護に頼りすぎる生活がボケなどの症状を促進

介護については、私は、すべてを介護に頼る生活が、かえってボケなどの症状を促進してしまうおそれがあると考えている者の一人です。介護も過剰になると、自分の生活は自分でやっていくのだという意識を、しだいに忘れさせることになります。それが、ひいては寝たきり老人を増やし、病人を増やすことになるといっても過言ではないでしょう。過剰な介護が、老人たちの生活能力をかえってだめにしてしまっていることについては、注意が必要です。

それに、コミュニケーションの大切さも忘れてはなりません。コミュニケーションをとることによって、脳はどんどん活性化していくのです。また、体を動かすことによっても、脳は活性化します。

日々の生活における人との触れ合い、知識や知恵の交換、感情の交歓、適度な運動や体を使っての労働、それらを過剰な介護によって奪ってしまってはならないのです。

私は、今、介護というものを考え直さなければならない時期にきていると思っています。それも行政だけでなく、私たち国民一人ひとりが考え直さなければならない時期にきていると思います。いま、そのことを始めておかないと、増え続ける膨大な医療費によって、やがて日本は押しつぶされてしまうことになるでしょう。

私は、いま、次の三つの呼びかけ運動を行っています。この三つの実践が、日本経済を再生させ、日本を再生していくことになると信じるからです。

◎自分の体は、自分で治しましょう。
◎自分の家族は、自分で守りましょう。
◎友人同士は、お互いに助け合いましょう。

いまの日本では、自分の体を自分で治すことを忘れさせるような政策ばかりが行われています。どこか悪いとすぐに医者に行き、大量に薬をもらい、言われるままに服用しています。そのことにより、いつまでも病気をひきずり、かえって体を悪くしてしまっているのです。

それについては、安保徹先生の『「薬をやめる」と病気は治る』（マキノ出版）という本などにも詳しく語られていて、私も強く共感しています。

ガン死ゼロ、ボケ・寝たきり老人ゼロのホンモノの福祉国家を目指して「ABC国民健康推進運動」を展開中の熱血医師・小林常雄先生（一九四四年鳥取県生まれ。鳥取大学医学部卒業後、国立ガンセンターに留学。京都・東京両大学医学部大学院で生化学を中心としたガンの基礎研究に励み、東京大学大学院で医学博士取得。現在、ホリスティック京北病院院長、アジア・メディカルセンター研究所所長）も、オットー博士の理論を詳しく紹介すると同時に、ガンは酸素が欠乏して起こるということについても詳しく書いておられます。

第六章　C型肝炎、糖尿病も良くなる時代が来る

C型肝炎も良くなる

日本に多いA型、B型、C型肝炎

C型肝炎は肝臓の病気です。肝炎の種類は、AからEまであるのですが、日本ではA型、B型、C型が多く占めています（C型は一九三九年にウイルス遺伝子が発見されるまでは、非A非B型肝炎と呼ばれていました）。

C型肝炎は慢性化しやすいため、A型・B型と合併すると、さらに肝臓に負担をかけてしまいます。肝臓が炎症を起こすと、人間が生きていくための能力、すなわち栄養分の生産・貯蔵・代謝・解毒、それに胆汁の生産と合成など、細菌ウイルスに感染することを予防する働きが悪くなります。

肝臓自体の持っている予備能力が、三倍から四倍もあるために、いろいろな病気にかかっていても自覚症状が現れにくいのが特徴です。肝臓がなかなか悲鳴をあげない「沈黙の臓器」といわれているのは、そのためです。

C型肝炎は、輸血や注射器、また自身の傷のある部位によって感染血液に触れることにより、感染します。そのため、耳のピアス、刺青などにも十分な注意が必要です。C型肝炎ウイルスに感染した人との性交渉にも注意が必要です。ウイルスを持っている母親から感染することもあり、それは垂直感染と呼ばれています。

C型肝炎の症状としては、食欲不振、吐き気、嘔吐、全身倦怠感、黄疸、肝臓肥大、肝硬変、肝臓ガン、腹水、食道静脈瘤などがあります。

診断は、C型肝炎ウイルスの抗体検査、C型肝炎ウイルスのコア抗原検査のほかに、核酸増幅検査があります。核酸増幅検査は、C型肝炎ウイルスの抗体検査、C型肝炎ウイルスのコア抗原検査で、陽性（+）の人の受ける検査です。

これらの検査により、いま現在発病している人と以前に感染して治癒した人とに分けられます。

C型肝炎への私の取り組み

C型肝炎への私の取り組みとしては、陽陵泉、尺沢、だん中などの経絡を、交流磁器治療器ゴッドハンド（医療用具認可器）、羅天清ヒーターで整えることから始まり、ジェルを塗ります。

そして、空腹時に天然のノニを、一日に十×三、天然のメシマコブを六包服んでいただき、メシマコブ原体（煎じたもの）を一日に一・五リットル以上を服んでいただきます。

予防と改善には、そのほかに過労と過食を避け、ストレスを少なくし、活性水素水、高溶存酸素水を飲み、天然素材のサプリメントを摂り、適度な運動をするというようなことがあります。

C型肝炎を克服した人の体験談

福井県越前市　井沢陽光さん（仮名）　七十五歳　男性

三十歳頃、京大病院にて胃、腸の手術をしました。六十二歳のとき、県内の山に登山したのですが、その翌日より体のだるさに襲われ、病院にて診察・血液検査をしました。GOT96、GPT78、病名C型肝炎と診断され、入院しました。

インターフェロン八十三本投射、夜は三九・二度の高熱に十日間ほど苦しみ、病院の屋上から自殺したい思いでした。妻の看病により、ＧＯＴ65、ＧＰＴ78に下がり、通院投射となり、その後平常となり喜びの生活でした。

しかし、七十三歳の春頃Ｃ型肝炎が再発となり、インターフェロン投射か瀉血（しゃけつ＝人体の血液を外部に排出させることで症状の改善を求める治療法）かを選べとのことで、十年前の苦しみを思い出し、瀉血に決め、毎月二回に分け、四〇〇ｃｃを二カ月、二〇〇ｃｃを三カ月治療し、苦しみました。

私の苦しみと同時に、妻もいろいろな漢方薬がないか探し、飲みましたが、回復のみられない日々が続き……肝臓は、肝硬変へと進み、やがて小さな肝臓ガンに襲われる毎日の闘いでした。

ある日、妻が「ノニとメシマコブを、だまされたと思ってもよいから飲んでね」と、私の口にノニとメシマコブを入れてくれました。それ以来、ノニを十錠とメシマコブ二袋、朝・昼・夜と一日三回飲み続けました。

そうしたところ、一カ月後の血液検査で、GOT80、GPT69と、なんと、悪くなっているではありませんか。私は妻を叱りました。それでも妻は、「とにかくだまされたと思って飲んで」と、涙ながらに訴えるのでした。

それから四カ月経ったころ、肝臓の炎症が止まりました。そしてはや一年になります。現在は、GOT20、GPT17と、普通の人と変わらない良い結果となり、ノニとメシマコブの凄さにびっくりしています。

佐藤先生の鍼治療のおかげ、そして妻を信じて良かった、助かったと、感謝の毎日です。佐藤先生の講演会には必ず参加し、健康維持のためにノニもメシマコブも飲んでいます。

糖尿病のAlc値、血糖値が下がる

増え続けている糖尿病

近年は、高カロリー食品の摂取や運動不足などが要因になると思われる生活習慣病が増加しています。生活習慣病と呼ばれている疾患の中には、肥満、高脂血症、過食などにより、糖分が体内に過剰に蓄積されて、分解酵素が不足するために起こるインスリンの代謝異常である糖尿病などがあります。

糖尿病およびその予備軍は、日本の人口のおおよそ十分の一にあたる一千三百万人にも達するとの厚生労働省の統計もあります。糖尿病で怖いのは合併症であり、腎臓、高血圧、脳梗塞、心筋梗塞、しびれ、壊死による下肢の切断などがあります。それに、腎臓・血液循環障害による白内障・緑内障により、失明や人工透析などの闘病生活を余儀なくされるケースも少なくありません。

そんなことになる前に、今までの生活や食を見直すことによって生活習慣病をうまくコントロールしていく必要があるのではないでしょうか。

糖尿病の原因には、遺伝、過食、運動不足、高カロリー食、高たんぱく質の過剰摂取、脾臓のランゲルハンス島の内分泌（ホルモン不足）の異常などがあります。

症状としては、喉の渇き、倦怠感、精力減退、過食などがあります。

糖尿病にはⅠ型とⅡ型があり、Ⅰ型のほとんどが免疫異常です。膵臓β

細胞が、何らかの原因で破壊された結果、インスリンを分泌できなくなり、高血糖として発症します。

Ⅱ型は、生活習慣が原因で、高カロリー食・高たんぱく質の過剰摂取、栄養の偏った食生活、運動不足、ストレスが大きくかかわっています。Ⅱ型の糖尿病は、四十歳以降に発症することが多く、日本人の糖尿病の九〇パーセントを占めています。

糖尿病予備軍とは、空腹時には血糖は正常であるものの、食後に異常に高くなるタイプです。インスリンの量が過剰で、効きが悪く空回りすることにより、そのような状態になると考えられます。この糖尿病予備軍は、今後さらに増加するであろうといわれています。

若年性糖尿病とは、Ⅰ型糖尿病のことです。名前のとおり、子どもや若者によく起きる糖尿病です。ウイルスの感染などにより、膵臓のランゲルハンス島が破壊されることによって、発病します。膵臓のランゲルハンス島は、インスリンをつくり、分泌する器官です。そのランゲルハンス島が破壊されることにより、インスリンを分泌できなくなり、糖尿病になるわけです。

肥満者には糖尿病患者が多く、肥満と糖尿病には深い関係があります。Ⅱ型糖尿病患者では、三人に二人は肥満者か、肥満傾向の人です。肥満になると、インスリンの血糖低下作用が弱まっていることが分かっています。

糖尿病の治療には、インスリン投与、食事療法、運動療法などがあります。

糖尿病への私の取り組み

私の糖尿病への取り組みは、陽明胃経、陽明大腸経、太陰脾経などの経絡、曲池、陰陵泉などのツボを刺激し、活性化させることから始まります。

改善および予防としては、活性水素水、高溶存酸素水などの良い水を飲み、天然ノニ、天然メシマコブなどの良い食べ物を摂取することです。

糖尿病を克服した人の体験談

京都府　渡辺富美代さん（仮名）　六十五歳

平成十七年十二月、血糖値が高く毎日寝たり起きたりの生活で、だるさと倦怠感の毎日でした。ノニと天然メシマコブを煎じて大量に飲み続け、平成十八年三月の検査時にも基準値の結果でした。

検査時は、大好きな大福やもなかなど、甘いものを普段どおり食べていました。まったく食事制限しない上での結果でしたので、大変驚いています。

	正常値	17年12月	18年1月	18年2月	18年3月
Alc値	4.3～5.8	10.6	7.7	6.3	5.7
血糖値	30～110	317	84	94	87

京都府　渡辺健さん（仮名）　六十八歳

妻と同様、私も糖尿病で、血糖値・Alcともに高かったのが、ノニとメシマのおかげで正常値に戻りました。

	正常値	17年12月	18年1月	18年2月	18年3月
Alc値	4.3～5.8	7.0	6.2	5.9	5.8
血糖値	30～110	185	161	123	108

静岡県　矢内紀子さん（仮名）　九十五歳　女性

糖尿病の末期で両足の指の末節壊死と化膿が始まり、末梢の感覚がなく、しびれと指先が腐って悪臭があり、起きあがって歩くことができず、ただ痛い痛いというだけでした。

二〇〇五年十二月より、天然メシマコブを煎じて一日一・五リットルに挑戦した結果、尿の色がきれいになり、腐敗臭が消え、末端部の壊死部に新しい肉が再生し始めました。

ノニを飲み続けていたうえに、天然メシマコブを飲み始めた結果、ビックリするような結果が出て本当に驚いています。

	正常値	17年4月	17年8月	17年12月	18年4月
Alc値	4.3~5.8	8.1	7.7	7.6	6.7
血糖値	30~110	430	228	230	212

※まだ正常値ではありませんが、数値は確実に減少しています。

白内障・緑内障も良くなる時代の始まり

根治しない病気としては、白内障、緑内障などもありますが、これらはともに基本的には目の中の酸素不足によって起きるものであり、高溶存酸素水を目に入れて酸化膜をつくることにより、水晶体の損傷を防ぐことはできると考えています。

それに、目の中に酸素をたくさん入れることにより、視力が良くなるということも分かっています。

さらにいま、特殊なアイマスクを開発中です。そのアイマスクの布は、光を出す物質であるカリウム40を引き出します。そのことにより、アイマスクを通じて、目に遠赤外線が大量に浸透していきます。

さらに、そこにゴッドハンド（医療用具認可器）をかけ、微振動を起こすことによって、ネオジウムの波動を、網膜から水晶体など、いたるところに浸透させていきます。それによって、視力も回復し、白内障・緑内障も改善されるのではないかと考えています。

このアイマスクは、目ばかりでなく、突発性難聴にも効果を発揮するはずです。突発性難聴は、発症してから一カ月経過すれば、九三パーセントは治らないと言われています。しかし、現在研究中のデータ調査では、一カ月を経過した場合でも効果が見られます。

第二部

羅天清療法への道

第一章　中国で生涯の師に出会う

抗酸化水とゴッドハンドにより、羅天清療法を完成

〝やらせ〟の声に、その場で行った腰痛治療

　さて、ここからは、私がこれまでたどってきた足跡について述べていくことにしましょう。私は、鍼灸師として全国をまわり、さまざまな病気の治療を行いながら、同時に、絶えず新たな挑戦を続けてきました。そうした中で、数多くのエピソードが生まれましたが、そうしたエピソードの中から、とりわけユニークで思い出深いものをいくつかご紹介していきたい

と思います。

まず、平成三年の出来事からお話ししましょう。

日本の整形外科医の権威者・石川宣恭先生と私とで、腰痛をテーマに講演を行ったことがありました。講演は午前と午後とに分かれ、石川先生は午前、私は午後の部となり、石川先生は「腰痛は、治りにくいものです」という言葉を結語として、午前の講演を終えられました。

これには、私は大変驚き、困りました。石川先生のご講演が、「腰痛は、治りにくいものです」との結論となるなどとは、思ってもみなかった私は、「腰痛は、簡単に治る」という趣旨の講演の準備をしていたのです。

石川先生のご講演は午前で、私の講演は午後なのですが、ビデオを準備しての講演だったので、内容を変更することなどできません。どうなることかと思いつつも、事前に準備していたとおりに、まずはスポーツに力を入れていることで有名な高岡第一高校（富山県高岡市本郷）の生徒たちの腰痛を治療しているビデオを上映しました。

そうしたところ、ビデオでは腰痛があまりにも素早く簡単に次々と治っているので、当然「おお、すごいなあ」という声があがりましたが、その中に「腰痛があんなに簡単に治るはずないじゃないか」との声がまざりました。これは石川先生の「腰痛は、治りにくいものです」との講演の直後のビデオなので、無理もありません。

やがて、「腰痛があんなに簡単に治るはずはない」という疑問の声に、「〝やらせ〟じゃないのか」という声がまじり、ちょっとした騒ぎになりました。当時、テレビ番組での〝やらせ〟がずいぶん話題になっていたので、私のビデオにも〝やらせ〟疑惑がもちあがったわけです。

そこで、私は腰を痛めている人に壇上にあがってもらい、その場で実際に腰痛を治すことにしました。「どなたかいませんか？」と、声をかけたところ、二十歳前後の女性が手をあげました。その女性は新体操をしていて腰を痛めたそうです。

さっそく壇上にあがってもらい、手の甲の側にある小腸経支正というツボに、鍼を一本打ちました。そうして、ゆっくりと足を開いてもらったところ、その女性は、「あれっ！　ぜんぜん痛くありません」と、あっけにとられたように言いました。

その途端、会場中からわれんばかりの拍手が起こり、そのあとに講演をし、最後を「腰痛は治りにくいものですが、ツボを治療することにより簡単に治るのです」としめくくりました。

当時の巨人軍・藤田監督や長嶋監督から直々の依頼

このときの講演会については、後日談があります。実は、その講演の模様を読売テレビが取材していて、そのビデオを巨人の藤田監督（当時）に届けたのです。

そのビデオをご覧になった藤田監督が「これだっ！」と思われたのか、「いますぐ宮崎に来て、開幕戦に間に合うように原を診てくれないか」と、オープン戦を前にアキレス腱を痛めていた原辰徳選手（当時）の治療を私に依頼されました。

私は野球が好きなものですから、二つ返事ですっ飛んで行きました。そうして、原選手のほかにもいろいろな選手を診て、そのほとんどを治してしまいました。

ところが、その治療を終えて、後日、東京ドームでの開幕戦を楽しみにしていたところ、今度は、「東京ドームに来て、治療してくれないか」との電話が入りました。

東京ドームで巨人軍の選手の治療ができるなど、野球ファンにとっては

郵便はがき

恐縮ですが
切手を貼っ
てお出しく
ださい

1600004

東京都新宿区
四谷4－28－20

(株) たま出版

ご愛読者カード係行

書名				
お買上書店名	都道府県　市区郡　書店			
ふりがな お名前			大正 昭和 平成　年生　歳	
ふりがな ご住所	□□□-□□□□		性別 男・女	
お電話番号	（ブックサービスの際、必要）	Eメール		

お買い求めの動機

1. 書店店頭で見て　2. 小社の目録を見て　3. 人にすすめられて
4. 新聞広告、雑誌記事、書評を見て（新聞、雑誌名　）

上の質問に 1. と答えられた方の直接的な動機

1. タイトルにひかれた　2. 著者　3. 目次　4. カバーデザイン　5. 帯　6. その他

ご講読新聞　新聞	ご講読雑誌

たま出版の本をお買い求めいただきありがとうございます。
この愛読者カードは今後の小社出版の企画およびイベント等の資料として役立たせていただきます。

本書についてのご意見、ご感想をお聞かせ下さい。 ① 内容について   ② カバー、タイトル、編集について
今後、出版する上でとりあげてほしいテーマを挙げて下さい。
最近読んでおもしろかった本をお聞かせ下さい。
小社の目録や新刊情報はhttp://www.tamabook.comに出ていますが、コンピュータを使っていないので目録を　希望する　いらない
お客様の研究成果やお考えを出版してみたいというお気持ちはありますか。 ある　ない　内容・テーマ（　）
「ある」場合、小社の担当者から出版のご案内が必要ですか。 希望する　希望しない

ご協力ありがとうございました。

〈ブックサービスのご案内〉

小社書籍の直接販売を料金着払いの宅急便サービスにて承っております。ご購入希望がございましたら下の欄に書名と冊数をお書きの上ご返送下さい。　（送料１回210円）

ご注文書名	冊数	ご注文書名	冊数
	冊		冊
	冊		冊

望外の喜びなので、これも二つ返事でＯＫをしました。実は、中学生のころから野球部に所属していて、高校は野球で有名な富山県立八尾高校に入り、四番バッターのエース、おまけにキャプテンまで務めていたのです。

ですから、東京ドームで巨人軍の選手の治療をすることは、とても楽しかったのですが、さすがに長期間本業の方をお留守にするわけにはいかず、一年半ほど巨人軍の選手の治療を集中的に続けたあと、本業に戻りました。

そうしたところ、今度は巨人軍の監督に返り咲いた長嶋監督から、宮崎に来てくれないかと、電話が入りました。

長嶋監督から直々に電話をいただいたのです。

もちろん私はＯＫです。キャンプ地の宮崎にすっ飛んで行きました。

そうしたところ、長嶋監督は私を宮崎観光ホテルのスイートルームに呼んでくれて、天然のクエの刺身と鍋でもてなしてくれました。

そうして、そのとき、「巨人軍のトレーナーたちに、治療の仕方を教えてやってくれないか」と依頼されたのです。

そこで、翌日、野球場のトレーナーたちをトレーナー室に集めて、診断の仕方から治療の仕方まで、一通り教えさせていただきました。

膝の大きな弾力性に富む筋肉で鍼を弾き返した松井秀喜選手

二〇〇〇年のころには、現在ニューヨーク・ヤンキースで大活躍の松井秀喜選手の治療をしたこともあります。当時、巨人軍にいた松井選手は、膝の故障で巨人・阪神の開幕戦に出場できず、医者からはタナ障害と診断され、治すには手術以外にないと言われていました。

タナ障害というのは、スポーツ障害の一種で、膝関節のＣ軟骨の下に余分なものが増殖して、滑膜ヒダが棚のようになり、膝の屈曲や伸展時に痛みをもたらすというものです。軽い症状のものなら筋力強化やストレッチで防げますが、ひどいものになると、西洋医学では、タナそのものを取り除くしかないと言われています。しかし、タナを取り除くとなると、これはもう立派な外科手術であり、松井選手はそのシーズンを棒に振らなければなりません。

このときも長嶋監督に呼ばれた私は、阪神戦の時に巨人軍が宿泊する芦屋のホテルに向かう途中で、「これは、鍼治療しかない」と決意し、芦屋のホテルに着くと、さっそく松井選手の肘の尺沢と、膝の内・外の膝目《しつがん》に鍼を打ちました。するとどうでしょう。ものの見事に、たった一回の治療で治ってしまったのです。

私は、右側の膝と肘、左側の膝と肘は、基本的には同じツボを持っていると考えています。松井選手の場合も、手のひらのツボに鍼を打ったことで、経絡の流れが整えられ、痛みが消えたのです。

それにしても、このとき驚いたのは、松井選手の体です。膝のツボに鍼を打ったのですが、硬くて大きな筋肉が邪魔をして、鍼がなかなか入っていかないのです。松井選手の横には萩原チーフトレーナーがぴったりと寄り添っています。萩原チーフトレーナーには、治療方法を教えたこともあり、その目の前で、私が鍼を打ち損じれば、とんだ恥さらしです。

ここはなんとしてでも、鍼をきっちり打ち込まなければならないと、思い切り鍼を打ったところ、なんと鍼がポーンと弾き返されるではありませんか。私は長年鍼治療をしてきていますので、松井選手のように鍼がなかなか入らなかったという経験は何度かあります。ですが、打った鍼が弾き返されたというのは、後にも先にもこのときだけです。

松井選手の筋肉は、硬くて大きいばかりか、とんでもなく弾力性に富んでいたのです。

松井秀喜選手の言う〝富山の鍼の先生〟とは私のこと

私はこの時のことを、講演などで話すことがあるのですが、その時に、「松井選手は、やっぱり人間じゃないですよ。ゴジラですよ」と感想を言うと、会場はいつも大爆笑となります。

松井選手は、私の鍼治療のとき、顔色一つ変えませんでしたが、あとで聞いたところによると、本当はかなり痛かったとのことです。そのため、もう二度と鍼治療はやりたくないとこぼしていたそうですが、タナ障害時の鍼のツボは、普通の人なら飛び上がるほど痛いところです。しかし、そこはさすが松井選手です。まるでなんてこともないかのように、平然と治療を受けていたというわけです。

その後、石川県で講演した時に、松井選手の中学校時代の担任の先生のお母さまが聴きに来られていたことがありました。最初は私と松井選手との関わりなど、まったくご存じなかったのですが、講演で私が松井選手の治療したことがあるという話をしたので、「松井秀喜選手が言っていた〝富山の鍼の先生〟とは、佐藤先生のことだったのですね。その節は大変お世話になりました」と、ずいぶん丁重にお礼を言われました。

私にとっての松井選手の治療は、なにしろ鍼が弾き返されたわけですから、とても印象深かったわけですが、松井選手もそうだったようです。〝富山の鍼の先生〟と、私のことを覚えてくれていたようで、とても嬉しくなりました。

目からうろこが落ちた岡崎嘉平太さんの一言

中山《ちゅうざん》医学院で勉強するために、最初に中国に訪れたときは、プロレタリア文化大革命の真っ最中でした。勉強を終えて帰国したころ、私の鍼治療はそれなりに評判になっていて、著名な方からの依頼もかなりありました。その頃の私は、北陸三県でナンバーワンと言われ、全国各地から富山まで、多い時には一日に四百人くらいもの患者さんが訪ねて来てくださいました。

そんなとき、全日空の顧問をしておられた岡崎嘉平太さんから、「(東京の)大森の自宅に治療に来ていただけないか」との依頼を受けました。岡崎さんはそのとき、膝と腰を痛めておられて、動けない状態だったのです。

岡崎さんは、戦前の日銀に入ってベルリンや上海に長く滞在し、戦後、産業界に身を転じたのですが、日中覚書貿易（LT貿易）交渉の責任者として北京を訪れ、周恩来首相と親交を結ぶようにもなりました。

岡崎さんの治療は、さほど難しいものではなく、比較的短時間で終わりました。岡崎さんは、もっと大変な治療をしなければ治らないと思っておられたのか、大変喜ばれ、治療を終えて帰り支度をしている私に、お礼にと金一封を差し出されました。

私は権威というものが大嫌いであり、財界というものにも何かしらの反発もあり、「日本のために尽くしておられるあなただから、こうしてやってきたのであり、お金をいただくためではないので」と、それを突き返しました。

そんな私を岡崎さんはじっと見つめられ、こうおっしゃいました。

「君は人の体を治す人ですが、治された者の心まで考えて治療しているのですか」

このとき、一瞬にして目からうろこが落ちました。

「申し訳ございません。私は勘違いをしておりました」

と言うなり、私はその場に手をつき頭を下げたのです。

それが岡崎さんとの初めての出会いでした。

生涯の師・羅有名先生と馮天有先生との出会いで「羅天清療法」を完成

岡崎嘉平太さんの治療をし、その薫陶を受けて以来、岡崎さんは私をたいそうかわいがってくださり、中国へ渡る際のルートなどいろいろ手配に尽力してくださいました。そのおかげで、私は生涯師と仰ぐ羅有名《ラーユーメー》先生と馮天有《フーテンユウ》先生に出会うことができました。

そうして、私は「羅天清療法《ラーテンセイ》」という治療法を編み出したのです。「羅天清」とは、羅有名先生から羅の字をいただき、馮天有先生から天の字をいただき、それに私、佐藤清の清をつけたものです。

「羅天清療法」は、鍼治療をメインに、私が開発した抗酸化水と、特殊な治療器であるゴッドハンド（医療用具認可器）による治療法です。

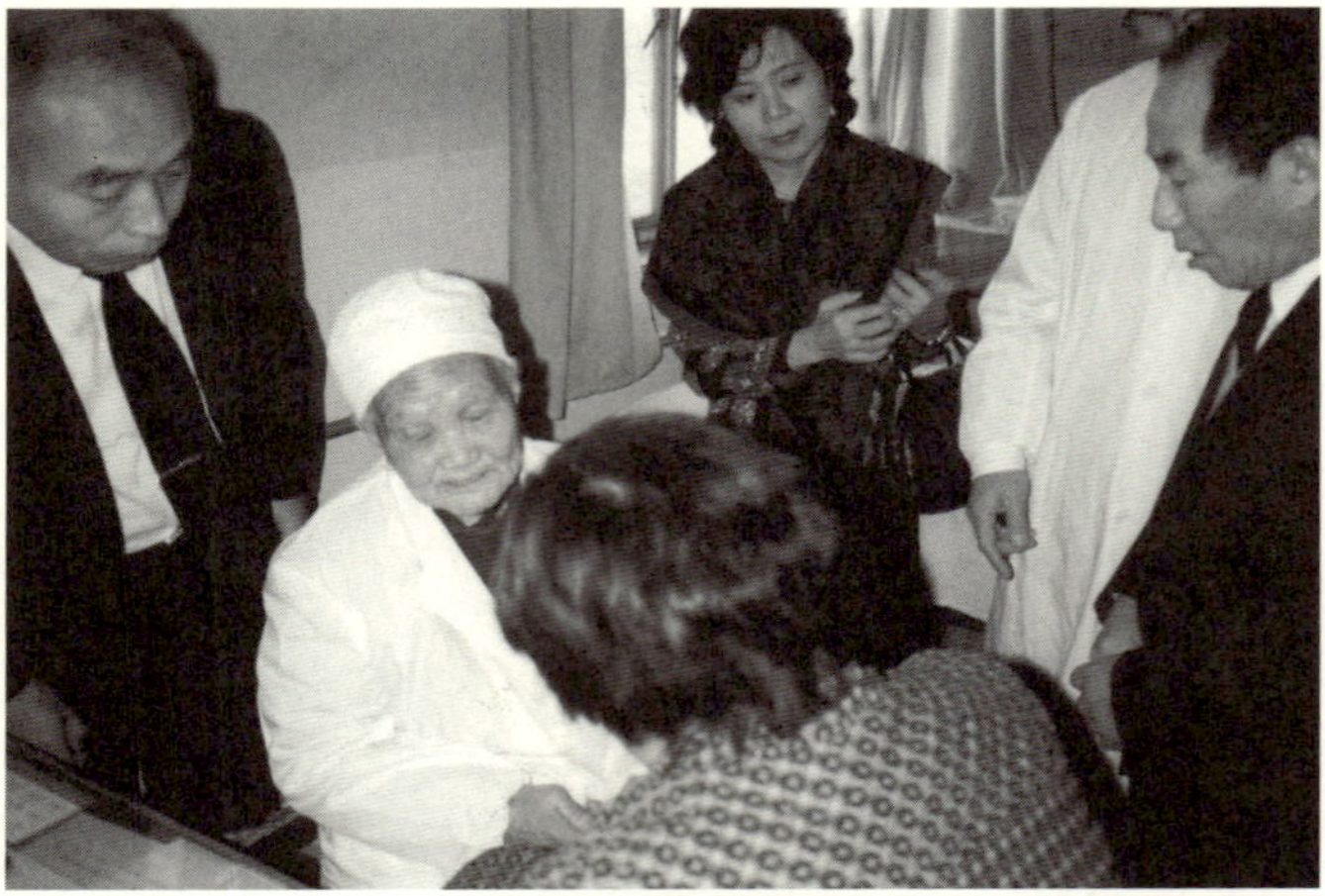

羅有名先生（中央白い服）と私（左端）

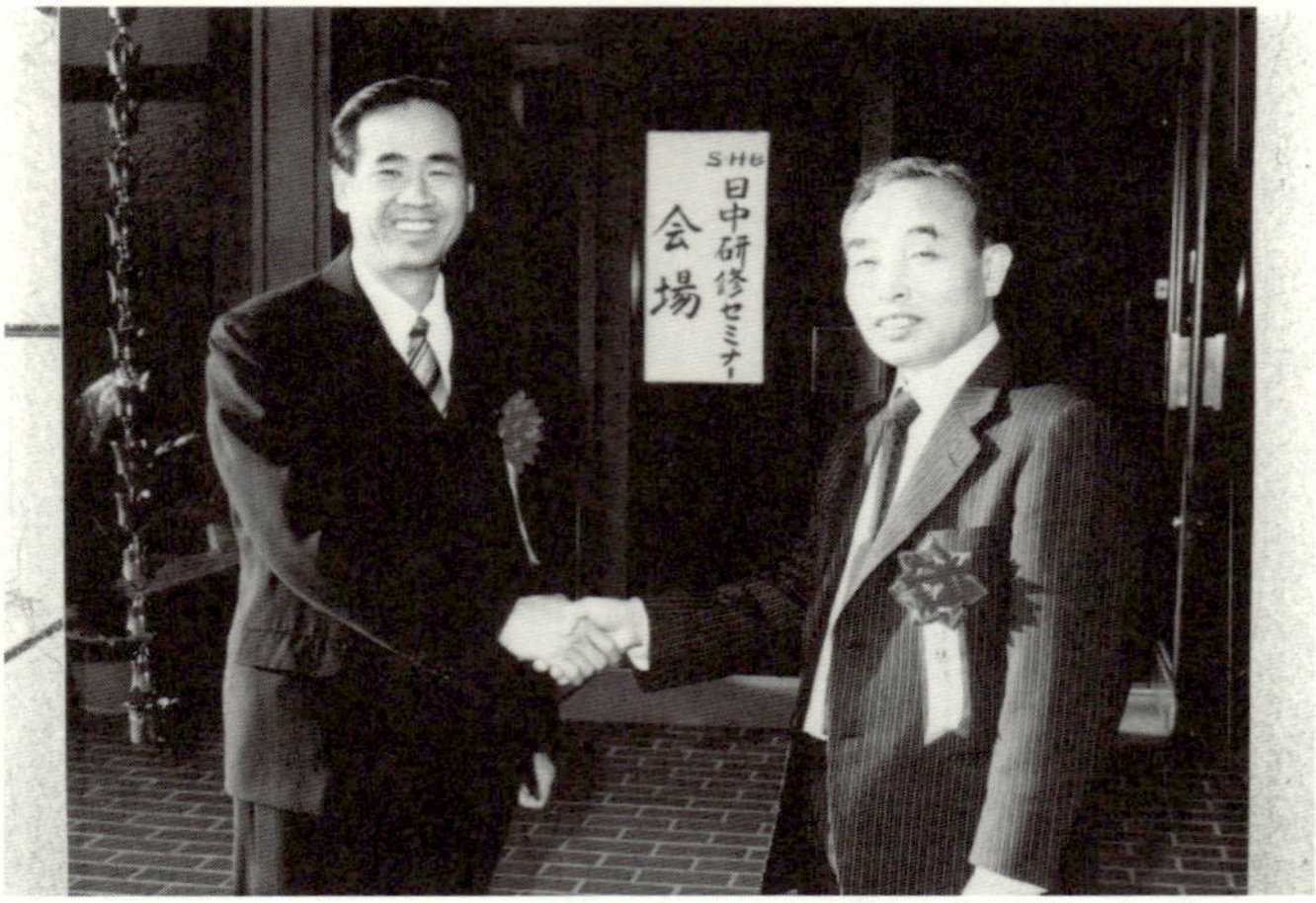

馮天有先生（左）と握手する

宇宙も、地球も、私たちの体も、磁場の影響を受けていると同時に、気と呼ばれるエネルギー（体の場合は生体電流ともいいます）が流れていて、このエネルギーが過剰になったり不足したりすると病気になると考えられます。

そこで、電気によって磁場を発生させ、生体に流れる過剰なエネルギーを放出し、不足したエネルギーを補うというのが、ゴッドハンドの大まかな仕組みです。

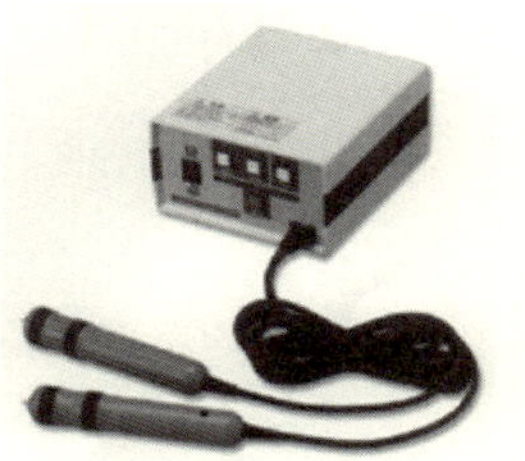

ゴッドハンド

ゴッドハンドは、すでに厚生労働省の認可も受けている治療器で、「鍼師は、将来的には鍼という物質からも離れなければならない」との信念に基づいて、私が開発したものです。

私の「アガスティアの葉」体験

インドの国防大臣に鍼治療

インド政府から、ユネスコ国際会議に出席してほしいと招待され、インド文化協会の内田さんとプラナの会員五十名ほどとインドに行ったのは、二〇〇三年のことでした。

会場には、首相をはじめ、文部大臣など多くの大臣も来ておられたのですが、足がお悪いのか、チャーマンラール・グプタ国防大臣が杖をついておられ、やっと歩かれているといったご様子でした。

そこで、私は隣にいた敷田稔さんを通じて、

「足がお悪いのなら、診てさしあげましょうか」

と申し出てみたのです。すると、グプタ国防大臣は、

「ぜひお願いします」

とおっしゃいました。

ちなみに、そのとき隣にいた敷田稔さんは、最高検察庁検事や法務省矯正局長などを歴任されたあと、国際警察協会（ＩＰＡ）の副会長をはじめ、国連犯罪防止世界会議の日本代表団特別顧問など、犯罪防止のために国際的な活動をされるようになった方です。

さて、歓迎晩餐会が終わったあと、宿泊先のホテルのスイートルームで、グプタ国防大臣が来られるのを待っていると、八時半頃、ドアをノックする音が聞こえました。そこで、急いでお迎えに出ますと、いきなり入って

きたのは、なんと機関銃を手にしたSPたちではありませんか。

なんでまたと驚いていますと、彼らは部屋を隅々までチェックし、そのあとで国防大臣が、ゆっくり入って来られました。最初はさすがにびっくりしましたが、考えてみれば国防大臣なのだから無理もありません。

気を取り直して、国防大臣の足の状態をみた私は、これならすぐに良くなるだろうと直感しました。松井秀喜選手のときと、まったく同じツボを治療すればよいと思ったからです。あのとき、松井選手はたった一回の治療で良くなりました。だから、今回も絶対に良くなると確信したのです。

ところが、なぜか鍼を抜く時に血が出ました。なぜだろうと思いながらも治療を続け、治療を終えて帰る時の国防大臣の様子を見ると、以前と比べてかなり楽そうに歩いておられました。

グプタ国防大臣から直々に電話が入ったのは、翌日のことでした。

「おかげさまで大変良くなりましたので、ご滞在中にもう一度診ていただ

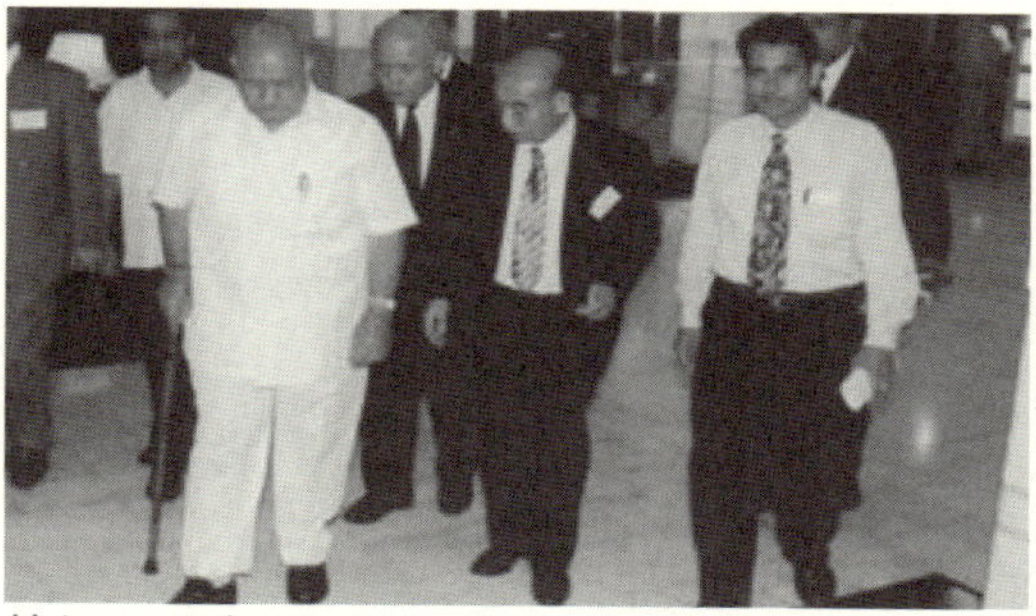

杖をついて歩かれるインドのチャーマンラール・グプタ
国防大臣

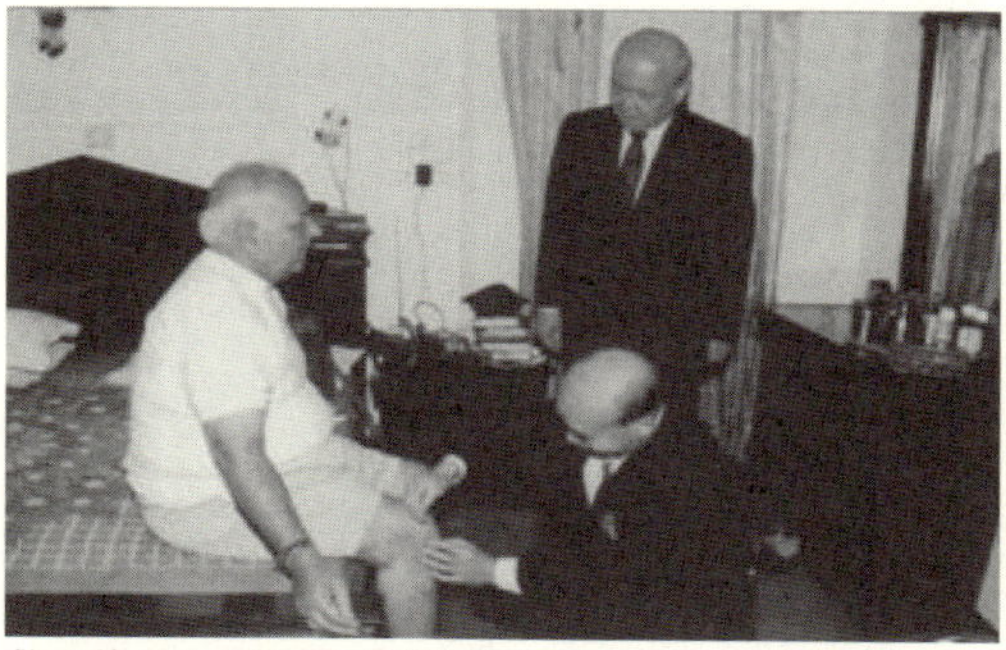

敷田稔さんの通訳で鍼治療を行う

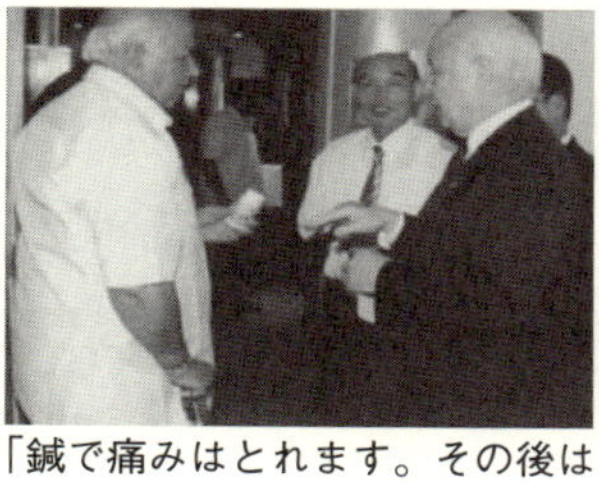

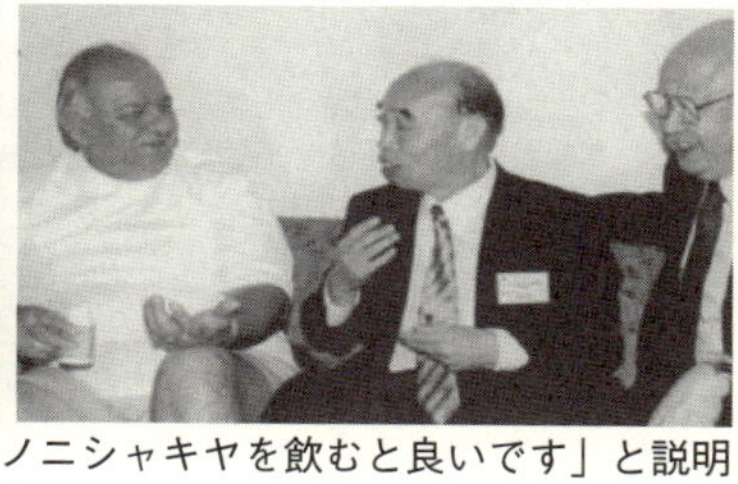

「鍼で痛みはとれます。その後はノニシャキヤを飲むと良いです」と説明

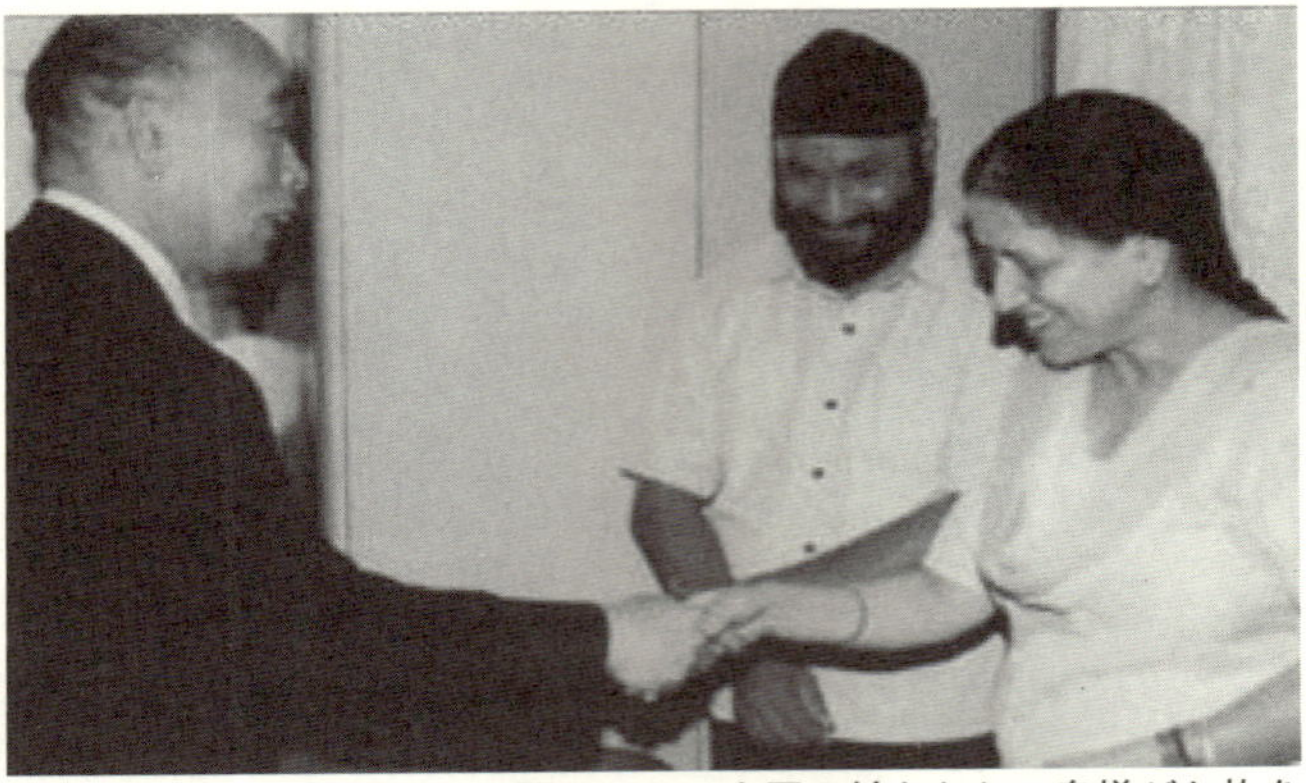

翌日には、大臣の杖もとれ、奥様がお礼を

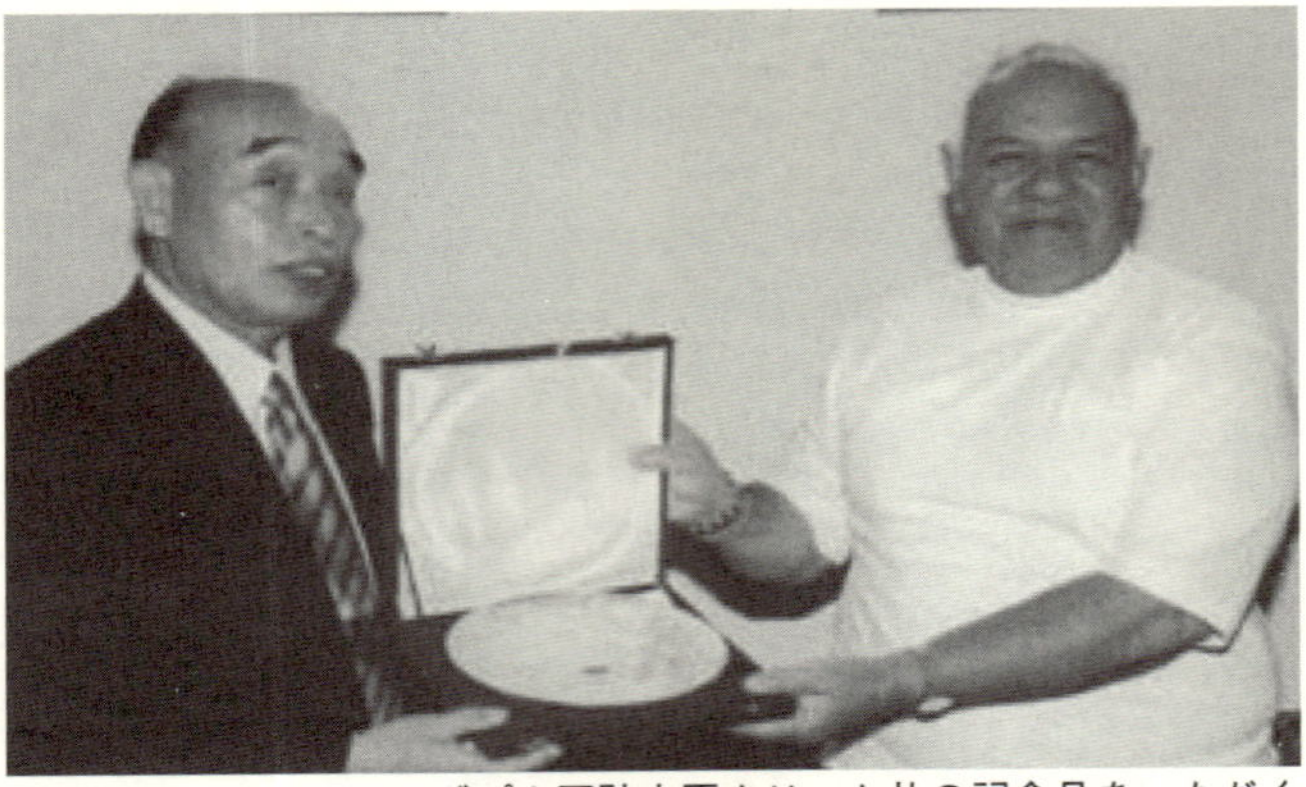

グプタ国防大臣より、お礼の記念品をいただく

けないでしょうか。ご了解いただけますなら、車を迎えにうかがわせます」

という内容だったので、私は即座に了承しました。

そうしたところ、約束の時間に、なんと国防省の車が迎えにきてくれ、私は国防大臣主催の朝食会に招待されることになりました。グプタ国防大臣は、その朝食会に、杖をつかずに歩いて来られたので、ずいぶん良くなっていることが分かりました。朝食には、パンとフルーツが振る舞われましたが、そのフルーツのおいしかったこと。

朝食後、もう一度グプタ国防大臣に鍼治療を行い、その帰り際、

「これは、記念品です」

とグプタ国防大臣が金の絵皿（24金！）をプレゼントしてくださいました。

再びのお誘いでインドへ

インドで行われたユネスコ主催の講演会に出席し、はからずも国防大臣に鍼治療をすることになった私は、そのあとすぐに日本に帰りました。そうしたところ、しばらくして、インドの政界、財界、官界、宗教界、医学界の人たちから、直接会ってお話しをしたいので、再度訪問してほしいとの要請がきました。

そこで、二〇〇三年九月に、再びインドに旅立ちました。その頃ちょうど、私は「アガスティアの葉」の預言に興味を抱いていたので、この機会にサイババのところを訪ねたいと思いました。

「アガスティアの葉」とは、聖者アガスティアという人物によってヤシの葉に記された預言書で、そこに訪れる人の前世・現世・来世などについて

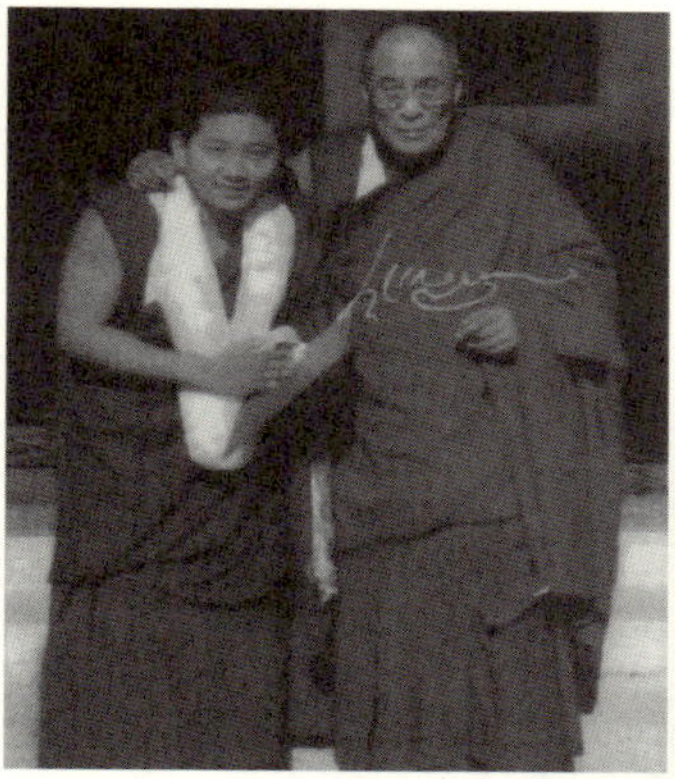
ダライ・ラマ14世（右）と使者（左）

インド政府およびダライ・ラマ14世より勲章をいただく
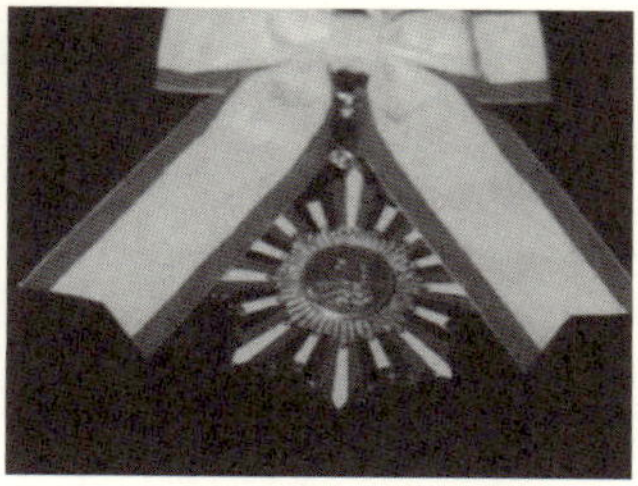

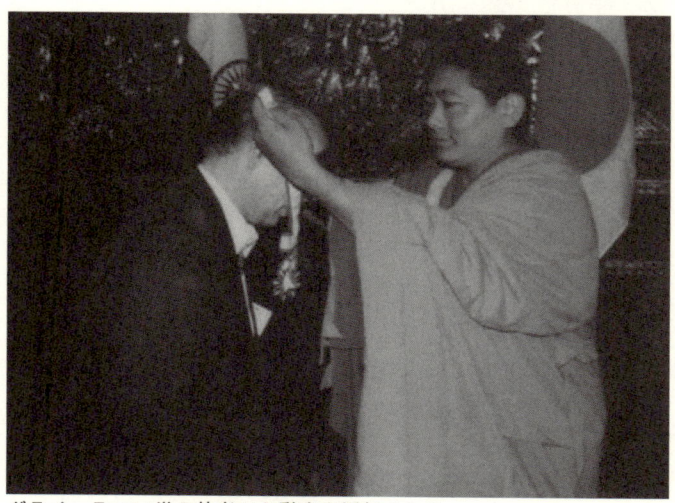

ダライ・ラマ14世の使者から勲章を授与される

細かく書かれているといわれています。「アガスティアの葉」を訪れる人というのは決まっていて、その人たちのことについては、1から16のカンダム（仕事、結婚、病気などの項目）に従って、すでに細かくヤシの葉に書き込まれているので、そこへ行ったならばまずは自分のことを書いた葉を見つけなければなりません。

しかし、その葉が見つかっても、日本語や英語で書かれてあるわけではないので、普通の人には読めません。ヤシの葉に書かれている文字は、古代タミル語なのです。そのため、古代タミル語の読めるナディ・リーダーに、自分のことを書いてあるヤシの葉を読んでもらうことになります。

インドに着いた私は、さっそくそちら方面に通じた識者に、アガスティアの葉のことを訊ねました。すると、「古代タミル語を読むことのできる人がいて、それをヒンドゥー語に訳すことのできる人がいて、そのヒンドゥー語をさらに日本語に訳すことのできる人もいるので、ご自分のアガスティアの葉が見つかりさえすれば、あとは問題ないですよ」と言われました。それを聞いて、それならばと訪ねる決心をした私は、さっそく予約を入れました。

私のことが書かれた「アガスティアの葉」

約束していた日の前日に、指定されたアガスティアの館なる場所に行くと、何人かの人が、私たちを待っていてくれました。その中には、日本語ができる通訳もいて、「あなたは男性なので、右手の親指の指紋を取らせてください」と言われました。

そこで指示に従い指紋を押すと、もうその日はおしまいで、翌日の一時に、また同じ場所に行きました。そして、そこではじめてアガスィアが書いたと言われるものを見せてもらいました。

それらは、最初は羊の皮に書かれていたそうですが、五百年に一度の割合で、ヤシの葉に写し直してきたということでした。五千年前に書かれたものを、五百年ごとに書き写しているということは、これまでに十回も書き写したということです。

そのヤシの葉に書き写された古代タミル語を見たのですが、私には文字というよりも心電図のように見えました。

しばらくすると、古代タミル語を読める人が、ヤシの葉を一束持ってきて、「これからする質問に、イエスかノーかで答えてください」と言い、ヤシの葉を一枚一枚めくりながら、質問を始めました。

「あなたは山田さんですか」

と、まず名前を聞かれたので、当然のことながら、

「ノー」

と答えました。すると、

「田中さんですか」

と、次のヤシの葉を見て訊ねます。

「ノー」

そう答えると、また次のヤシの葉を見て、

「佐々木さんですか」

と訊ねます。

そのようなことで、「ノー」ばかりが続きました。

すると彼は、手に持っていたヤシの束を、保管しているところに戻して、別の一束を持ってあらわれ、それらについても一つ一つ聞かれ、しばらくの間、「ノー」が続きました。

そうこうするうちに、さすがの私もこれだけ「ノー」ばかりが続いたのだから、私のことは分からないのではないだろうかと思いはじめました。

五千年も昔に、私の個人情報がヤシの葉に書かかれた、ということを信じることのほうが、どうかしていると、疑心暗鬼になったのです。

　そうしたところ、次の質問で、

「あなたはフェーマス・ドクターですか」

　と訊かれ、私は答えに窮してしまいました。ドクターは当たっているけれども、フェーマス（有名）であるかどうか……。「イエス、フェーマス・ドクター」と、自分で言うのもどうかと思うが、けっこう名が知られているのも事実だし……などといろいろ考えたあげく、

「イエス」

　と答えました。すると、次に、

「あなたは精神世界のパワーがありますか」

　と訊かれ、その瞬間にアガスティアの葉についての疑念は、吹っ飛んでしまいました。五千年前にアガスティアの葉に、私の個人情報が書かれていたことは、間違いないと確信したのです。

それというのも、私はその質問に対して、イエスとはっきり答えられる次のような体験をしていたからです。

「精神世界のパワーは……」の問いに「イエス」と返答

あるとき、護国寺の天風会館で、知花敏彦《ちばなとしひこ》さんと私とで講演したことがありました。知花さんは、一九四一年に満州で生まれ、沖縄で育ち、南米のボリビアで約三十年間農耕生活を送った方です。知花さんは、「日本で真理を説きなさい」との啓示を受けて帰国され、現在も地球環境保全と修復のために指導を行っておられます。

その知花さんとの講演会で、私は会場の人たちに向かって、

「皆さん方の中で、膝が痛くて正座ができない人がいたら手をあげてください」

と呼びかけました。すると八人の方々が手をあげました。

「あなた方全員に治療をしてあげたいので、壇上に上がってきてくれますか」

するとと、八人全員が上がってこられたので、一人ひとりに症状を聞きました。すると、捻挫しているとか、膝に水がたまっているとか、座骨神経痛があって正座できないなど、各人各様にいろんなことを言います。

そこで、私は彼らに手をつないでもらって、輪になってもらいました。そして、

「私はこれから皆さん方のうち、一人だけに治療をします。皆さんは治したいという気持ちを集中させてください。私は治そうという気持ちを集中させますから」

と言ってから、そのうちの一人に治療を施したのです。治療後、

「では、みなさん、その場で正座してみてください」

と言いました。

するとどうでしょう。なんと全員がいとも簡単に正座できたのです。

ですから、私は、精神世界のパワーがありますかとの質問に、

「イエス」

とはっきり答えました。すると、次に、

「あなたは、九月二十三日生まれですか」

と訊かれ、これには正直言ってゾーッとしました。アガスティアの葉には、私の誕生日が書かれてあったのですから。

「生まれ年は、一九三六年ですか」

との質問も、そのとおりでした。

目の前で古代タミル語を読んでいる男性が知っている情報といえば、私が日本人の男であることと親指の指紋だけです。それなのに、生年月日をピタリと言い当てたということは、アガスティアの葉にそれらのことがは

っきりと書かれてあったと考えざるをえません。

　質問は、その後も以下のように続きました。

「あなたのお父さんの名前は、久治ですか」

「あなたのお母さんの名前は、ミヨですか」

「あなたの奥さんの名前は、俊子ですか」

「あなたには、男の子のお子さんが一人おられますか」

「その男の子は、あなたと同じ仕事をしていますか」

「あなたの他に男の兄弟は三人ですか」

「その兄弟三人のうち、お兄さんは二人、弟は一人ですか」

「男の兄弟三人以外に、姉妹が二人いますか」

「そのうちの一人は、離婚されましたか」

　というように、質問に対する私の答えは、すべてが「イエス」の連続となったのです。私は、しだいに体が震えてくるのを抑えることができませんでした。私のすべてが、なんと五千年も前に書かれていた！　この事実に身も心も震え上がったのです。

息子が私の仕事を手伝うことに

ややあって、私は混乱状態の頭の中を整理してみました。これが真実ならば、五千年前に、私はすでに両親から生まれることが分かっていた。その両親も五千年前に結婚することが分かっていた。女房もまた五千年前に、私と結婚することが分かっていた。

そうして、それらの事実を反芻するうちに、突然、ああそうなのかと気づいたのです。人間の一生には偶然のことなど一つとしてなく、すべてが必然であり、起こるべくして起こっているのだ、ということに気づいたのです。

しかし、そうなると、私のことがすべて記されている目の前のヤシの葉には、これからどうなるということも、いつ死ぬのかということも書かれているに違いありません。それらを今ここですべて知ってしまいたいという思いと、そこまで知るのは怖いという思いとが、交錯しました。

そこで、今度は逆に私から、「息子は、これからどうなりますか」と訊いてみたのです。すると、彼はヤシの葉を読みながら、こう答えました。

「ここ一、二年は土星の働きが強いためにあまり良くないが、三年目からはすごく良くなります。まだ独身ですが、やがて彼女が出来、その彼女の助言によってお父さんの仕事を手助けするようになるでしょう。そして、子どもが一人生まれるでしょう」

それを聞いて、私はホッとしました。特に「私の仕事を助ける」と書かれていたことで、すっかり安堵したのです。それで、少し気が楽になった私は、やっぱり自分のことも少し聞いておこうと、おそるおそる訊いてみました。

するると、彼はヤシの葉をめくり、こう読み上げました。

「あなたは二年後に、ずいぶんお金が入ってくるようになります」

これについては、そのときすでに思い当たることがありました。とても大きな発明にかかわっていて、それがちょうどその時から二年後くらいに、販売に踏み切れそうだったからです。

母を訪ね、父の墓参りへ、妻にはねぎらいの言葉を

ヤシの葉には、さらに次のように書かれていました。

「あなたは、薬草の研究と鍼の研究で、日本で第一人者になります。また、世界中で治らないといわれている病気を治し、そのことで有名になります。

七十五歳からはボランティアだけで生きるようになります。日本政府も驚き、感謝をして、銅像が建てられるでしょう。八十八歳までボランティアを続け、八十八歳を過ぎても、まだ現役で仕事をしています」

私は、来世についても訊いてみたくなり、質問しました。すると、

「来世は日本人の金持ちの家に生まれて、宇宙のことについて研究する人になります。さらにもう一度生まれ変わって……」

と、その人はヤシの葉を読み上げました。

私は彼らに向かって最後に、こう質問しました。

「現在、地球上には五十億人近い人間がいますが、そのすべてがここにあるのでしょうか」

するると、彼らは、こう答えました。

「ここへ来る人というのは、最初から決まっているので、その人たちの分があるだけです」

帰国後、私は、それまで忙しくてなかなか帰ることができなかった郷里に戻り、本当に久しぶりに母親を訪ねました。そして、その年に九十九歳になる母に向かって、

「私を産んでくれてありがとう」

と、心から感謝の気持ちを伝えたものです。

すでにこの世を去った父には、墓参りをして丁寧にお礼を述べました。

同時に女房に対しても、

「これまで忙しいばかりで、お前にも本当に苦労をかけたな」

と、結婚して初めて感謝の言葉をかけました。自分自身のことが書かれてあるアガスティアの葉に出合って、そのような気持ちになったのです。

アガスティアの葉については、もう一つ興味深い話があります。一緒に行ってみてもらった人に、米本源三郎さんがおられました。その米本源三郎さんに対して、「あなたは、源三郎ではありませんね」と、アガスティア

の葉を読む人は、いきなり言いました。

「……」

びっくりしている米本さんに、さらに「あなたの名前は、ひとしですね」と言いました。

そこで、米本さんはようやく口を開きました。

「おっしゃるとおりです。父が私につけた名前はひとしです。源三郎というのは、私があとで勝手につけたものです」

このことにも、私はずいぶん驚きました。

ひょんなことでつながったインドのサイババ

かつて、知花敏彦先生と、アメリカに住む日系人を対象に、ワシントンで講演会を開いたことがあります。その会場に、国際結婚をし、オハイオ州に住んでいた、とし子さんという人が来られました。とし子さんの下の子どもは、重度の自閉症で、一時は親子心中まで考えたそうですが、知花先生の本を読んで思いとどまったとの話をされました。

そこで私は、

「この世には、見える世界と見えない世界があります。どちらが貴《とうと》いかといえば、それは見えない世界のほうです」

と話したあとで、

「会場にいらしている人の中で、実際にどこか体の具合が悪いという方は、おられませんか」

と質問しました。すると、何人かの方が手を上げられました。みなさん、膝が痛いとか、正座できないなど、それぞれに症状を訴えられましたが、その中に一人、肩が痛くて腕が上がらないという学者の先生がおられました。私は、体の調子が悪いと言われた方全員に前に出てきてもらい、手をつないで輪になってもらいました。そして、「みなさんの中から、お一人を選び、その人だけを、私はこれから治療します」と言ってから、本当に私は、その方たちの中から一人を選び、その方の痛いというところを触り、ツボを確かめ、治療しました。

そうして、治療が終わってみると、どうでしょう。丸くなって手をつないでいた方たち全員の体の具合が、すっかり良くなっていたのです。正座ができなかった人は容易に正座ができるようになりましたし、肩が上がらないといっていた学者の先生は、いとも簡単に腕が上がるようになっていました。つまり、それぞれの症状が見事に消えてしまったのです。

その場にいた方たちは、みなさん本当に驚かれた様子でしたが、その方たちに向かって私は次のように話しました。

「特に何の治療もしないのに、手をつないでいるだけで、みなさんそれぞれ悪いところが良くなりました。そういう世界が、この世には本当にあるのです。それをみなさんに実際にお示ししたかったのです。みなさんは、このような世界をどう思われますか」

するど、どの方も「分かりません」と首をかしげるばかりでした。

前にも述べましたが、私は天風会館でも同じような実験を試みて、みんなを驚かせたことがあります。一人を治療しながらも、この人が治れば、他のみんなも治るのだと信じ、それを強くイメージして意識を集中し、治療を行えば、そのようなことは意外に簡単にできるのです。

そうして、講演が終わったあと、とし子さんは、私に次のような質問をしました。

「先生、私は自閉症の子どものことで、とても苦しんでいます。何か良い方法はないでしょうか」

そこで私は、まず彼女の話に耳を傾けることにしました。やがて、一通り話を聞き終わった私は、次のように彼女に話したのでした。

「とし子さん、お子さんの病気を改善したいのならば、まずはあなたの意識を変えることから始めなければなりません。あなたは、重度の自閉症の息子さんを抱えて、なぜ私だけこんな不幸を背負ってしまったのだろうと、日夜嘆き悲しんではいませんか。その『なぜ私だけが』という意識が良くないのです」

とし子さんは、黙って聞いています。私は続けました。

「あなたにその意識がある限り、息子さんは良くなりません。まずはあなたが、その意識を捨てることから始めてください。すべては、あなたの霊性の修行の世界なのだと思ってください。息子さんによって、あなたの霊性が修行をさせてもらっているのだという意識を持つのです。その意識をもたない限り、息子さんは良くなりません」

「そのことは、分かっているつもりですが、頭では分かっていても、なかなかそのようにはできないのです」

としさんは、そう言って涙ぐみました。

「ここに十円玉と五円玉があります。十円玉を額《ひたい》に置き、五円玉を後頭部に置き、どうか治ってくださいと手を当てて、朝晩、息子さんに心を込めて治るように祈りながら当ててください。そうすれば必ず良くなりますよ」

そう言って、私は十円玉と五円玉を、とし子さんに渡しました。

家に帰ると、とし子さんは、私から受け取った二枚の硬貨をどこに置いておこうか考えたそうです。そして、以前インドのサイババを訪ねた時、サイババの手から出た白い粉（ビブティ）を受け取っていたことを思い出し、その中に二枚の硬貨を一晩入れておいたそうです。

すると、なんということでしょう。翌朝、二枚とも金に変わっていたというのです。これには、さすがの私も驚きました。

そのあと、とし子さんの息子さんがどう変わっていったかについては、残念ながら何も聞いておりません。

第二章　ノニのジェル開発秘話

慶応大学の研究チームが明らかにした ノニ成分のガンへの有効性

「ノニ」は、日本ではヤエヤマアオキと呼ばれるアカネ科、モリンダ属に属する熱帯性植物です。木の高さは十メートルに及ぶものもあり、小さな白い花を咲かせたあとは、ジャガイモのような実をたくさんつけます。ノニの実の発酵液には、各種酵母菌や酵素、アミノ酸、中鎖脂肪酸、ポリフェノール類など体に良い成分が含まれています。一般に市販されているノニジュースは、この実の発酵液を用いたものです。

しかし、私は、ノニの実ではなく根っこに着目しました。というのも、ノニの根っこには、ダムナカンタールという物質が大量に含まれていることを知ったからです。

その研究成果を明らかにしたのは、慶応大学の研究チームでした。彼らは、マウスを使った実験で、ダムナカンタールが、ガン細胞の成長を抑止するなど、ガンに大変有効に働くことが明らかにしたのです。

ノニの成分ダムナカンタールがガン細胞を正常に

ガン細胞と正常細胞の最も大きな違いは、正常細胞は細胞分裂を四十回から六十回繰り返すと自然に死ぬように設計されている（アポトーシス）のに対し、ガン細胞は何度細胞分裂を繰り返しても死なないという点です。

遺伝子の端にはテロメアという物質があり、そこにはテロメアーゼという酵素があります。それが細胞分裂の情報を伝達する役割を担っているのですが、テロメアは細胞分裂をするたびに減少し、最終的にゼロになってしまいます。テロメアがゼロになってしまうと、もうそれ以上、細胞分裂はできなくなり、その細胞は死んでしまうことになります。

ガン細胞は、死なない細胞なのですが、それはテロメアに必要なテロメアーゼという酵素を、自ら作り出すことができるからです。そのため、何度細胞分裂をしてもテロメアが減らないどころか、増殖の一途をたどって、正常細胞を圧迫し、正常細胞にとって代わっていきます。

それに、正常細胞は、分裂する際にとなりの細胞と少しでもぶつかったりすると、ただちに成長をストップするのですが、ガン細胞は、たとえつかえてもぶつかっても平気で、分裂を繰り返します。そのこともまた、ガン細胞が体内でどんどん増殖していく原因になっています。

そのようなガン細胞に、ダムナカンタールを与えると、しだいに細胞が修正されていき、アポトーシスが起きる正常細胞に戻っていくということも分かりました。

そこで、私はノニの根っこに注目し、ダムナカンタールを抽出したあと、いったんお湯に溶かし、その後十分に冷やして、そこに大量の酸素を入れました。その液状化された「ダムナカンタール＋大量の酸素」を飲めば、ガン細胞にも直接浸透していくので、劇的な効果を示すに違いないと考えたのです。

ただし、そこに至るまでには、多くの困難がありました。何よりもまず、質の高いノニを手に入れる必要がありました。ノニは亜熱帯植物のため、アジア、オーストラリア、ポリネシアなどの熱帯、亜熱帯地方に広く分布しています。また日本でも、小笠原諸島や沖縄などに生息しています。しかし、これだと思うものには、なかなか出合えなかったのです。

百四十種類もの優れた作用があるノニ

二十世紀の最後の年に、ある情報を得て、私はラオスに出かけていきました。そうして、現地の人たちにノニの写真を見せ、「こういうものはないか」と、訊ね回ったのですが、すべての人が異口同音に、「そんなものは、この国にはない」と言いました。

しかし、旧宗主国のフランス（ラオスはかつてフランスの植民地でした）には、ノニに関する詳細なデータが存在していて、その中には、ノニの根にはガンに大きな効果を発揮するダムナカンタールが含まれているということまで記されていました。私は、そのことを知っていたので、現地の人が、いくら口を揃えて、「そんなものは、この国にはない」と言っても、信用する気にはなりませんでした。

ノニは、亜熱帯植物であるため、フランスにノニが生息しているはずはありません。それにもかかわらず、フランスにノニに関する詳細な資料が存在するということは、亜熱帯にあった植民地であるラオスからノニを得て、フランスの科学者たちが研究したに違いないと、私は直感していたのです。

それにもかかわらず、現地で、ずいぶん多くの人に写真を見せて訊ねても、みんな「そんなものはない」と言います。さすがの私も、今回ばかりは勘違いであったのかもしれないと、半ば諦めかけたのですが、ふと、あることに気づきました。

ノニは、大きいものになると十メートルほどもある大木です。ですから、ノニの林となると、それはもう大変な広さになり、一山そっくりノニの木ばかりというようなこともあります。私は、そのノニの木を欲しがっているわけでもなければ、葉や実を欲しがっているわけでもありません。私が求めていたのは、ノニの根っこでした。

現地の人たちは、私が求めているのはノニであることを理解し、そのノニは近くの山にあることを知りつつも、「そのようなものは、ない」と、言ったに違いありません。なぜならば、ノニの根を取るには、木を掘り起こさねばならず、ノニの木を掘り起こして根っこをもぎ取ってしまったならば、ノニの木はもうその時点で枯れてしまうしかないからです。そうなると、ノニの広大な林や森が、メチャクチャになってしまいます。

そのことが分かっていたからこそ、現地の人たちは、口を揃えて「そのようなものは、ない」と言ったようです。

そこで、訊ねかたをいろいろと工夫して、私はようやく一本のノニに出会いました。その瞬間、私は「これだ！　これこそ本物のノニだ」と直感しました。その後、念のために慶応大学の研究データと詳細に照らし合わせ、これは純粋なノニに間違いないと確信したのです。

ノニの根っこに含まれるダムナカンタールは、ガンによく効きますが、ノニそのものには、「モリンダ・シトリフォリア」という学名まであり、たちまちのうちに痛みを緩和する働きのある植物として有名です。その他にも、ノニには、いま分かっているだけでも百四十以上もの有効成分があります。少し専門的になりますが、次に主な有効成分別にどのような症状に効くかを記しておきましょう。

プロゼロニン……免疫力を強化させ、不正常化した細胞を正常化させることから、鎮痛、消炎、細胞の正常化、免疫力の強化、過剰分泌粘膜の炎症の緩和、特性組織の進行性組織分裂の抑制、胃酸過多の緩和、解毒、頭痛、胃炎、月経痛、リウマチ、甲状腺炎、肝臓病、感染症、ぜんそく、子宮筋腫、十二指腸潰瘍、悪性腫瘍、気管支炎、免疫不全、胃潰瘍、ＨＩＶなど

ダムナカンタール……ガン細胞を、二日で正常細胞に移行させる働きがある

スコポレチン……血圧を抑制し、代謝活動を正常化する作用があるこ

とから、抗ヒスタミン、高血圧、心筋梗塞、低血圧、アトピー性皮膚炎、動脈硬化、関節炎、血行障害、結膜炎、コレステロール過多、滑液包炎、狭心症、火傷、しもやけなど

セロトニン……血糖値を下げ、睡眠・体温・気分・排卵の周期の調整を助け、糖尿病、睡眠障害、偏頭痛の正常化、排卵の不周期、月経無気力感、感情障害、うつ状態、ダイエットなどに効果がある

アントラキノン類……消化器系全体の活動を刺激（分泌液／酸素／胆汁の流動を促進）し、分泌液、酵素、胆汁の流動を促進。鎮痛作用があり、ガン治療の補助食品としても最適

テルペン……臓器の働きを助け、細胞の働きを活発にする

アスコルビン酸……新陳代謝促進、ストレスをとり疲労回復、美肌効果

モリンドン…………抗菌、殺菌、代謝活動の正常化、血圧調整、炎症抑制、抗ヒスタミン、高血圧、心筋梗塞、低血圧、アトピー性皮膚炎、動脈硬化、関節炎、血行障害、結膜炎、コレステロール過多、滑液包炎、狭心症、やけど、しもやけ、にきび、おできなど
がある

痛みが消えるジェルの開発に成功

ラオスで、納得のできるノニを手に入れた私は、まずは患部に擦り込むことで痛みを緩和する軟膏状のもの（ジェル）を開発しました。

パイナップルやパパイアが体にいいと言われているのは、プロゼロニンが含まれているからですが、ノニには、そのプロゼロニンが、パイナップ

ルやパパイアとは比較にならないほど多く含まれています。ですから、ノニだけで痛みを緩和するジェルをつくっても相当な効果があるのですが、そこにトルマリンも加えました。

トルマリンは、複雑な組成のケイ酸塩鉱物であり、多様な色彩をもつことで知られていますが、マイナスイオンを大量に出すということが分かったので、これをノニと絶妙の割合で組み合わせたのです。

製造方法としては、トルマリンをより細分化したところにノニをほんの少し加え、さらに半導体になる性質を持つゲルマニウムを入れ、そこにネオジウムという強力な磁力を持つものを加えたのです。

このことにより、ノニ単体でつくったジェルの何倍もの効果を発揮させることに成功しました。

一時間ほどで症状の改善が見られるノニ・エキス

飲むことによって痛みをとるものとしては、ジェルよりも先に、私はノニのエキスを完成させています。

このノニのエキスは、特別なノニをもとにつくったものであり、これを舌の下に置いておくだけで、歯の痛みなどが三十分ほどで改善します。鼻水や喉の痛みなども、四十分ほどでほぼ改善します。

なぜ、それほどまでに効くかというと、このエキスは、ホルモンの司令塔と言われている脳下垂体に直接働くためです。脳下垂体の前葉は、エンドロフィンやエンケファリンなどを大量に分泌させるのですが、それらにはモルヒネに似た効果があり、痛みが治まるのです。

胸腺（胸骨の直後、心臓の前上方に位置する扁平な免疫器官）にも直接働き、ペプチド性のホルモンであるサイモシンやサイモポイエチンなどの分泌を促し、T細胞の分化を助け、マクロファージの機能を刺激します。マクロファージは、体内に入ってきた異物や細菌などを貪るように食べてくれる貪食細胞とも大食細胞とも呼ばれている細胞です。

ノニは、ノニジュースというかたちで販売されているのが一般的ですが、私の場合はノニのエキスを集めて錠剤にしています。

ノニジュースの場合は、三週間飲み続けると約二五パーセントの人の病気が治ったり症状がとれたりするというデータがあります。半年飲み続けるとそれが五〇パーセントに跳ね上がり、一年だとその率は約七五パーセンにもなります。サプリメントの世界において、これほどまでに大きな効力を発揮したものは、これまでになかったといってよいでしょう。

ノニの効果については、アメリカのタヒチアンノニ社（旧モリンダ社）をはじめ、フランスやロシアなど詳細なデータをとっています。それらを総合すると、驚くことに、痛みは完全にとれていて、副作用は一切見られません。

■ノニを飲んで症状が軽くなった人
（8,000 人以上のうち）

症　状	ノニを飲んだ人	効果のあった%
ガ　ン	847	67%
心臓病	1058	80%
心臓発作	983	58%
糖尿病	2434	83%
活力不足	7931	91%
精力不振	1545	88%
筋力増強	709	71%
肥　満	2638	72%
高血圧	721	87%
喫　煙	447	58%
神経痛	673	80%
痛　み	3785	87%
うつ病	781	77%
アレルギー	851	85%
消化器障害	1059	89%
呼吸器障害	2727	78%
不眠症	1148	72%
思考力ダウン	301	89%
元気が回復した	3716	79%
頭が冴えた	2538	73%
肝臓障害	2127	66%
ストレス	3273	71%

「Lipuid Island Noni (Morinda Citriforia)」より

■ノニの波動分析表

設定測定値：100

項　目	数値	項　目	数値
免疫機能	73	糖尿病	67
自律神経	66	生理痛	66
ストレス	74	子宮筋腫	65
疲労回復	73	頭痛	69
うつ病	68	高血圧	75
アレルギー	75	低血圧	74
アトピー性皮膚炎	74	血液浄化	79
中性脂肪	67	膀胱炎	68
動脈硬化	68	リウマチ	79
心臓	70	神経痛	74
肝臓	75	活性酸素除去	79
脾臓	68	ガン	70
胃炎	71	膠原病	74
胃潰瘍	70	喘息	74
更年期	69	花粉症	74
精力不振	66	ダイエット	70
卵巣	69	前立腺	70
体質改善	77	肝脂肪	70
膵臓	70	脳梗塞	70
心筋梗塞	73	脳卒中	70

「総合エネルギー 79」より

さて、私が完成させたノニのエキスはどうかというと、効果があらわれる期間は、三週間や半年ではなく、なんと一時間ほどでした。飲んだならば、一時間ほどで症状の改善が見られ、ほぼ一〇〇パーセントに近い改善率でした。

このエキスになぜそれほどの効果があるかというと、研究に研究を重ね、製造過程において、いくつもの優れた工夫が施されているからです。

そこで、このエキスの製造過程の一端を次にご紹介しましょう。

ジェルとエキスの併用で改善率はさらにアップ

私が開発したノニのエキスは、まず、ノニをスライス状に切って、時間をかけて温度を上げ、水分をとばします。そうすると、黒い結晶（エキス）と繊維が残りますので、製薬会社でこの結晶を再抽出し、そこに竹の塩を加えます。ちなみに、この竹の塩は、竹の筒の中で九回焼いたものです。私は、これを「締める」と表現しています。

竹の筒の中に入れて焼いたものを、いったんバラし、また竹の筒の中に入れて焼き直します。それを、九回繰り返します。しかも、九回目は千三百五十度以上の超高温で、焼き切ります。

そこへ、世界で最高の成分が含まれているといわれる、ヒマラヤの天然ものの人参を入れます。さらにサンザシ（山査子、山子。中国原産のバラ科の落葉低木。秋に結ぶ黄色の果実は薬用とされている）も加えます。

そのようにしてつくられたエキスですから、本当に驚くほど効果を発揮し、たちまちのうちに痛みを取り除いてしまうのです。この抜群に優れた効用を、私は「時間と空間を超えた〝ノニ・エキス〟」という言葉で表現しています。

このような優れた効用を発揮するノニは、昔から漢方薬などで使われていたのですが、これを煎じただけでは、臭くて、そのうえとても苦くて、そう簡単に飲めるものではありませんでした。それが、昨今の健康食品ブームにより、パパイアやブルーベリーなどを加えることにより飲みやすくなり、ノニブームが始まったというわけです。

私はこれまで、このノニ・エキスこそ二十一世紀最大のサプリメントだと自画自賛してきたのですが、そこに、塗るだけで痛みが消えるジェルを加えることで、その信念はますます強固なものになりました。ノニ・エキスを飲み、ジェルを擦り込めば、もはや怖いものはないということです。

私は、それまでの治療法を「羅天清療法」と名づけていましたが、そこにジェルを加えた新治療法を、「羅天清セラピー」と名づけることにしました。

羅天清セラピーに勝る治療法はなく、ガンなどの重い病気でさえ相当に良くなり、根治でさえ夢ではないと思っています。

■症状別ノニ・シャキヤの効果〈本資料は、インド大使館での講演のために、プラナで作成したものです〉

病名	使用前症状	使用後症状	使用方法（量等）	体験者名
花粉症	毎年1月下旬から鼻が詰まり、熟睡できない辛い日々	鼻詰まり等、花粉症の症状が全くなくなった	10〜20粒/日	55歳　男性
	目がかゆく、クシャミがとまらない 鼻水が流れる 熟睡できない（鼻が詰まり苦しい）	1週間で症状が消えた	5粒/朝・昼・晩・就寝前 合計 20粒/日	65歳　男性
	30年前より、春先になると鼻水、鼻詰まり	5日程で、症状が消えた	5粒/日 外出時には1粒 帰宅時に1粒	62歳　男性
頭痛（偏頭痛含む）	生理前に必ずある 頭痛、生理痛	全くなくなった	10粒/朝・昼・晩 合計 30粒	41歳　女性
	昼食を抜くとズッキンズッキンする	20〜25分後、頭痛がなくなる	すぐに5粒/時	55歳　男性
	軽度の頭痛時 重度の頭痛時	数分後に消えた 1時間程度で消えた	2〜3粒/時 15粒/時	29歳　女性
リウマチ	3年前に発症、痛み 手・足・顔のむくみ	むくみがとれ、体のだるさや痛みも減少した	10粒/朝・昼・晩 合計30粒	33歳　女性
	腫れと痛み 平成15年7月のある日の午前4時、左大腿部に痛みが走り歩行できない午前6時にも同様の症状	数時間後、歩行可能となり15時より仕事にいくことができた	5粒/日 10粒/痛時 10粒/さらに粉にして水に溶かして練って凍結させて座薬として使用	62歳　女性
痛風	5年前に発症。痛みと腫れ	痛み、腫れが取れる	痛み、腫れの箇所に塗る	82歳　女性
肥満	運動不足により体重88kg　胴囲120cm	便通が良くなり、1日4〜5回出て1カ月後、体重−6kg 胴囲−30cmとなり、体調すこぶる良好。歩行も楽になった	10粒/朝・昼・晩	82歳　男性
	薬害の副作用による体重増加	2カ月で4kg減量 3カ月目でさらに3kg減量 合計7kgの減量	5粒/朝・昼・晩	39歳　女性

病名	使用前症状	使用後症状	使用方法（量等）	体験者名
帯状疱疹	腹部に湿疹とかゆみがある	1カ月後、腹部の湿疹とかゆみが取れた	?粒/日	65歳　女性
アトピー	湿疹等	2カ月程で軽減	5粒/日	18歳　女性
湿疹	手に湿疹（薬害によるもの）	指・足の痛みが治まる	10粒/日	56歳　女性
うつ病	昨年6月、うつ病で入院経験有り	2カ月後、自分の身体を少しずつコントロールできるようになった	5粒/日	18歳　女性
イボ	ダイエット目的で開始するが、イボがあった	3週間後、イボがなくなっていた	15粒/朝・昼・晩 合計 45粒/日	60歳　女性
更年期	更年期特有の症状等 肌のクスミ等	1週間後にピタッと止まった 肌のクスミも消えて、艶を感じる	5粒/日	56歳　女性
	生理が（3年前より）止まっていた（33歳時）	45日後ぐらいに生理が復活	30粒/日	36歳　女性
乳ガン 胃ガン	1999年10月乳癌のⅡ期で手術 2001年2月再発 胃リンパ腫で胃を4/5切除の手術 このため、放射線治療と抗ガン剤治療を受けていた	食用し始めてから、放射線治療・抗ガン剤治療もしなくなり、通常の生活ができるようになった	2001年11月より 15粒/朝・夜→30粒/日 2003年7月 5粒/朝・10粒/夜に量を減らす	53歳　女性
乳ガン	3月上旬、本人の左乳房の触診によりしこりがあり、近所の病院にて検査、N大学病院を紹介される。エコーにも映っていた。 3月中旬、N大学病院で検査、次回・来月の外来の際には近親者同伴で来なさいとの通告をされる	4/7のN大学病院行きをキャンセルし、2週間後の4/21にN大学病院で検査の結果、異常なしの報告	3月下旬より、朝15粒、昼・夜・就寝前に5粒　合計、30粒/日を食用	36歳　女性

病　名	使用前症状	使用後症状	使用方法（量等）	体験者名
膀胱ガン（腺ガン）	平成14年7月末と8月に内視鏡手術を実施したが、摘出しきれなかった。このため、治療を丸山ワクチン投与に代える 平成15年2月に再発　ワクチンを濃度の高いものに代え、4月実施予定だった全摘手術は回避できたものの腹部に痛みがでる	腹部の痛みが薄らぐ 痔腰痛にも効果あり	H15.　4.8〜9　5粒/日 4.10　20粒/日 4.11　30粒/日 ｜　〃 7.6　〃 7.7〜13　30粒/日＋1粒は肛門より 7.14　30粒/日＋5粒は肛門より	71歳　男性
血中コレステロール	コレステロール値 3/20〜6/9→300〜320	6/20→264	5粒/夜	62歳　女性
風邪	37度の微熱と頭痛・悪寒	悪寒とだるさが消えた	10粒/時 その後、1時間後に5粒	32歳　女性
口内炎	リンパ腺も腫れ、口を開くのも辛い状態	30分で痛みがとれた 腫れも少しひいた	10粒/時	32歳　女性
偏頭痛	頭が重く、痛さもあった	30分程で頭もすっきりし、目の前が明るくなった	10粒	75歳　女性
C型肝炎	8年前に発症 　GOT　GPT 4/30　395　458 5/8　452　560 5/17　750　809 5/27　53　111	GOT　GPT 6/21　141　128 7/12　67　72 8/9　55　57 8/29　110　138	6月より10〜15粒/日 7/27より30粒/日	55歳　女性
高血圧	上　180mmHg 下　120mmHg で高血圧防止薬を服用	下が100mmHg（3〜4日後） 上　134mmHg 下　73mmHg　2月3日の測定	12月末より高血圧防止薬と併用しながら食する 3〜4日後下が下がる ノニシャキヤのみ	69歳　男性

※本資料は、2004年2月のインド大使館での講演のため、プラナで作製したものです。

ガンの根治は非常に難しいものですが、痛みを緩和することこそ根治への第一歩であり、痛みがとれれば、あとは自分の免疫力を強くすることで自然治癒が可能になるからです。

羅天清セラピーをより効果的に行うために

塗るだけで傷みが消えるジェルは、経絡のツボに擦り込むことにより、効果はさらに驚異的なものとなります。しかし、痛みの部位によって塗るべきツボは異なり、これぞというツボに擦り込むことは、簡単なことではありません。

そこで、「この痛みには、ここと、ここ」というように、誰が見てもすぐに分かる図を十二枚ご用意いたしました。この十二枚の図を拡大コピーし、一から順に時計の文字盤のように並べると、分かりやすいでしょう。

痛む経絡の上接（上に接しているところ）と下接（下に接しているところ）を使えばより効果的です。左右につきましては、原則として、痛む側と同じ側にノニ・ジェルを塗ります。

図をよくご覧いただき、従来の私の治療法（羅天清療法）にジェルを加えた新治療法（羅天清セラピー）を試していただきたいと思います。

■経絡のつながり

陰		陽
手太陰肺経	→	手陽明大腸経 ↓
足太陰脾経 ↓	←	足陽明胃経
手少陰心経	→	手大腸小腸経 ↓
足少陰腎経 ↓	←	足大腸膀胱経
手厥陰心包経	→	手小腸三焦経 ↓
足厥陰肝経（→手太陰肺経へ戻る）	←	足小腸胆経

上の表の手・足は経絡や経穴をみる（診断する）ときの目安として付したものです。実際の治療では、必ずしもこのとおりに打鍼・手技などを施すわけではないことをお断りしておきます。

上表のように経絡は肺経《けい》に始まって大腸経、胃経、脾経へとつながっていき、最後に肝経からまた肺経に戻ってきます。このように12経絡は陰陽が交互になりながら循環しているのです。これこそ、「気血は巡る」という言葉を示したものといえます。

矢印の方向の経絡の流れを「上接《じょうせつ》」、矢印とは反対の流れを「下接《かせつ》」といいます。経絡治療で症状を見立てる際は特に、この上接・下接に注意しています（例えば、陽明大腸経の上接は陽明胃経、下接は太陰肺経となるわけです）。

また、同じ系統同士の経絡（太陰同士、陽明同士など）でみることもあります。右手は右足、左手は左足のそれぞれ似ている部位（ひじとひざ、手首と足首など）を対応させてみることもあります。

図１．手の太陰肺経

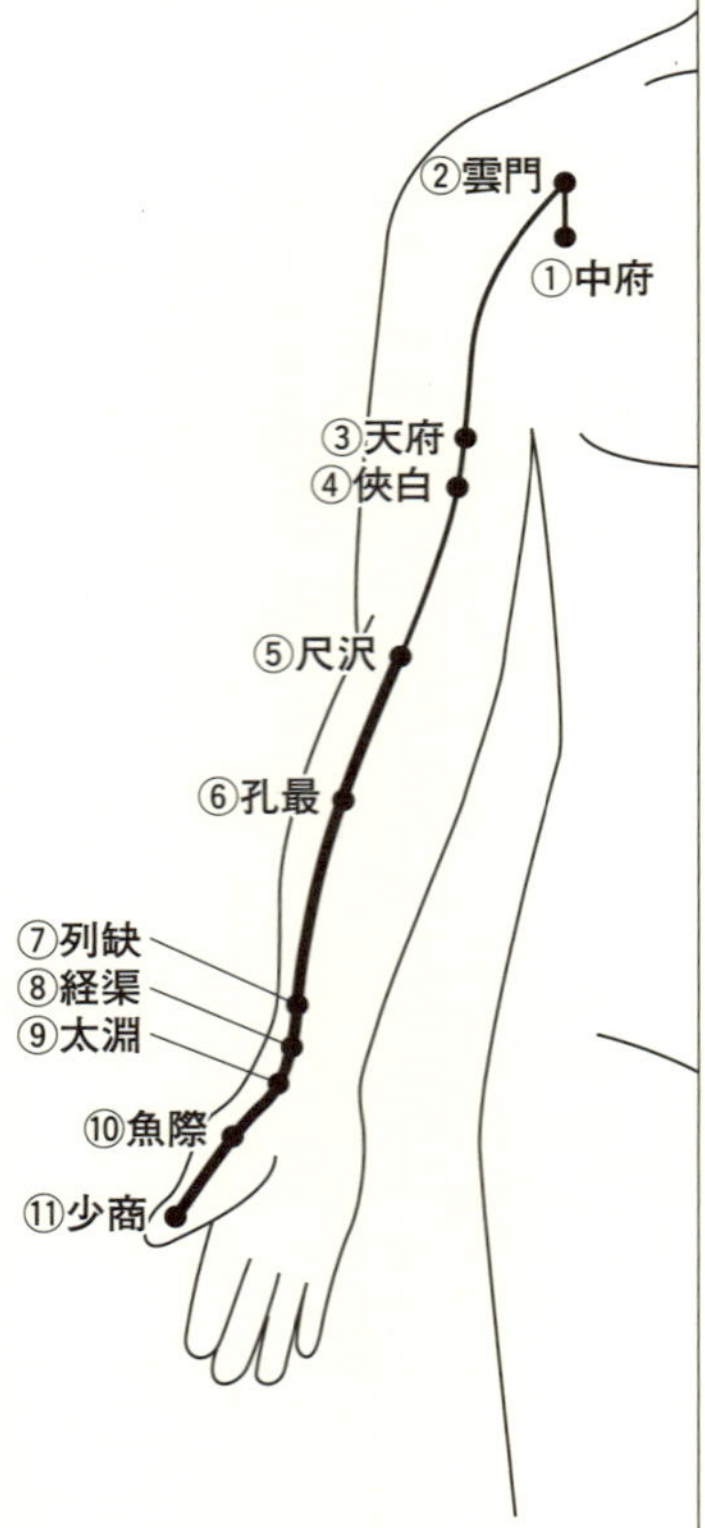

※⑤の尺沢は、膝関節内側痛、大腸疾患、肝疾患の特効穴

図2. 手の陽明大腸経

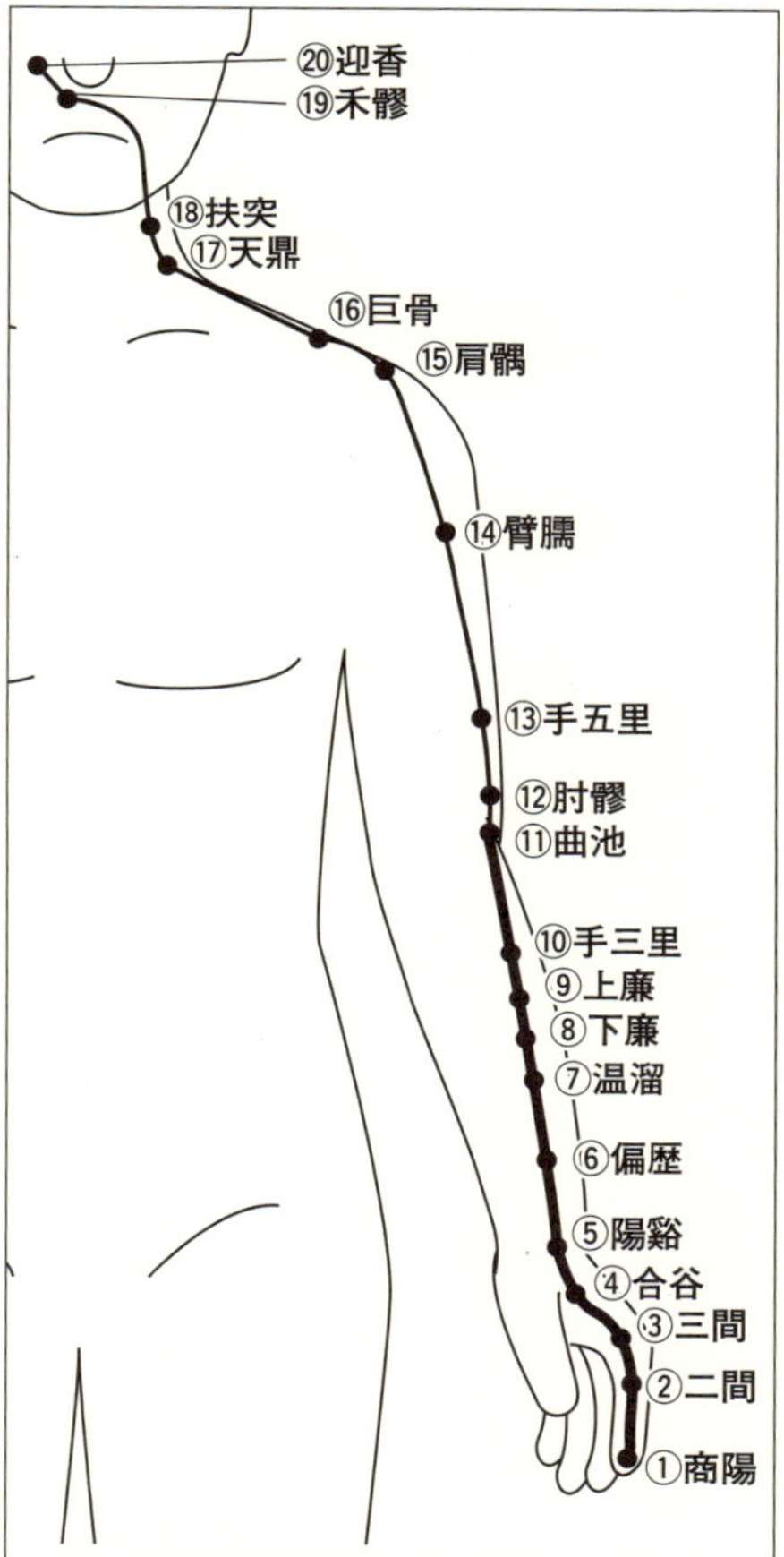

※⑤の陽谿は、足関節内側痛の特効穴、11の曲池は、肺疾患と胃疾患の特効穴

図3．足の陽明胃経

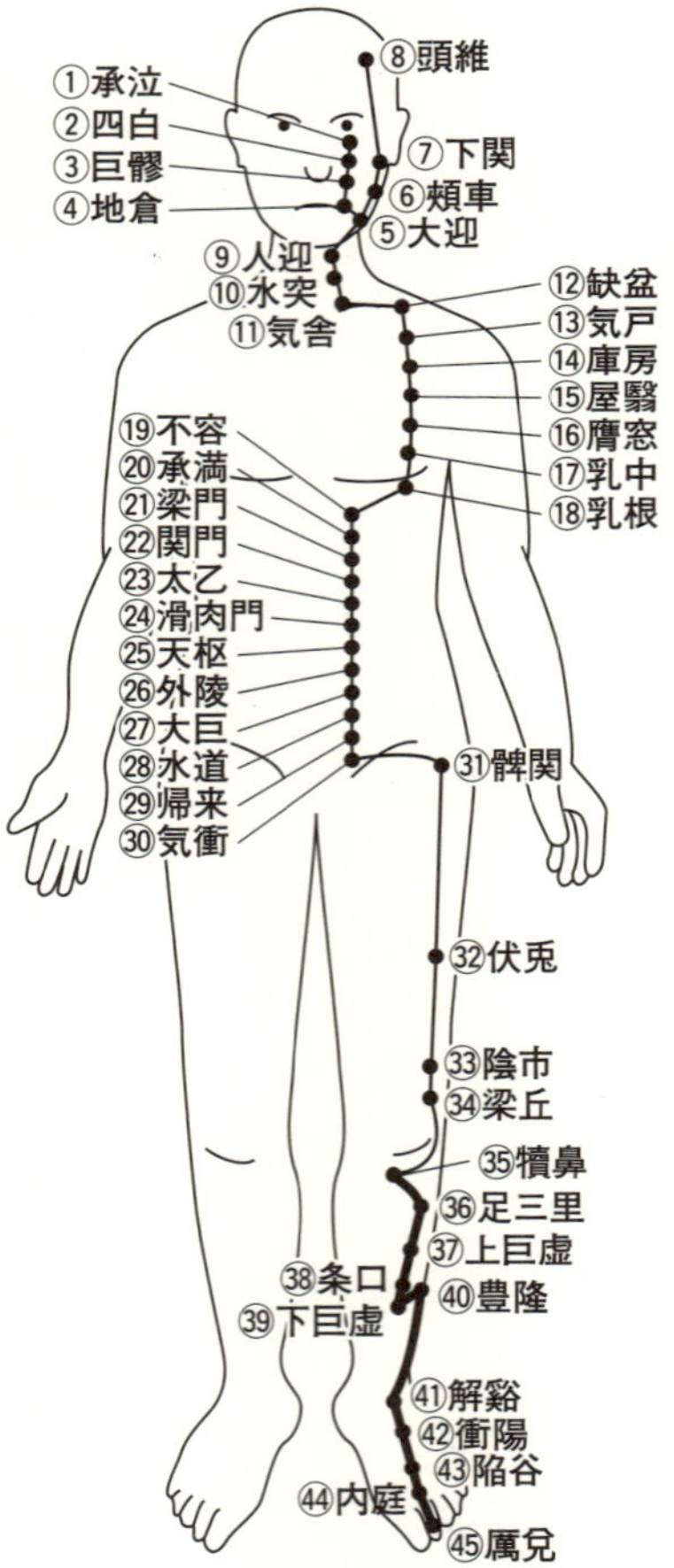

※㊱の足三里は、大腸疾患の特効穴

図4．足の太陰脾経

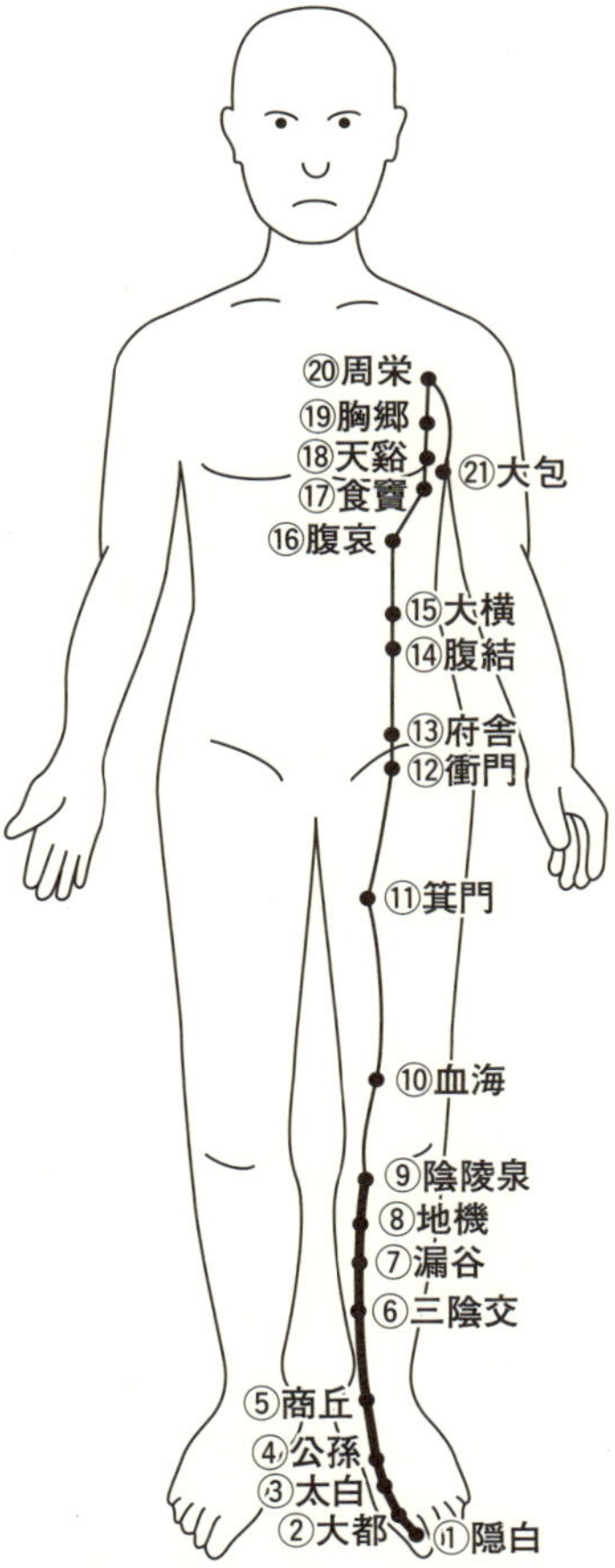

※⑨の陰陵泉は、胃疾患の特効穴
※⑤の商丘は、腕関節外側痛の特効穴

図5．手の小陰心経

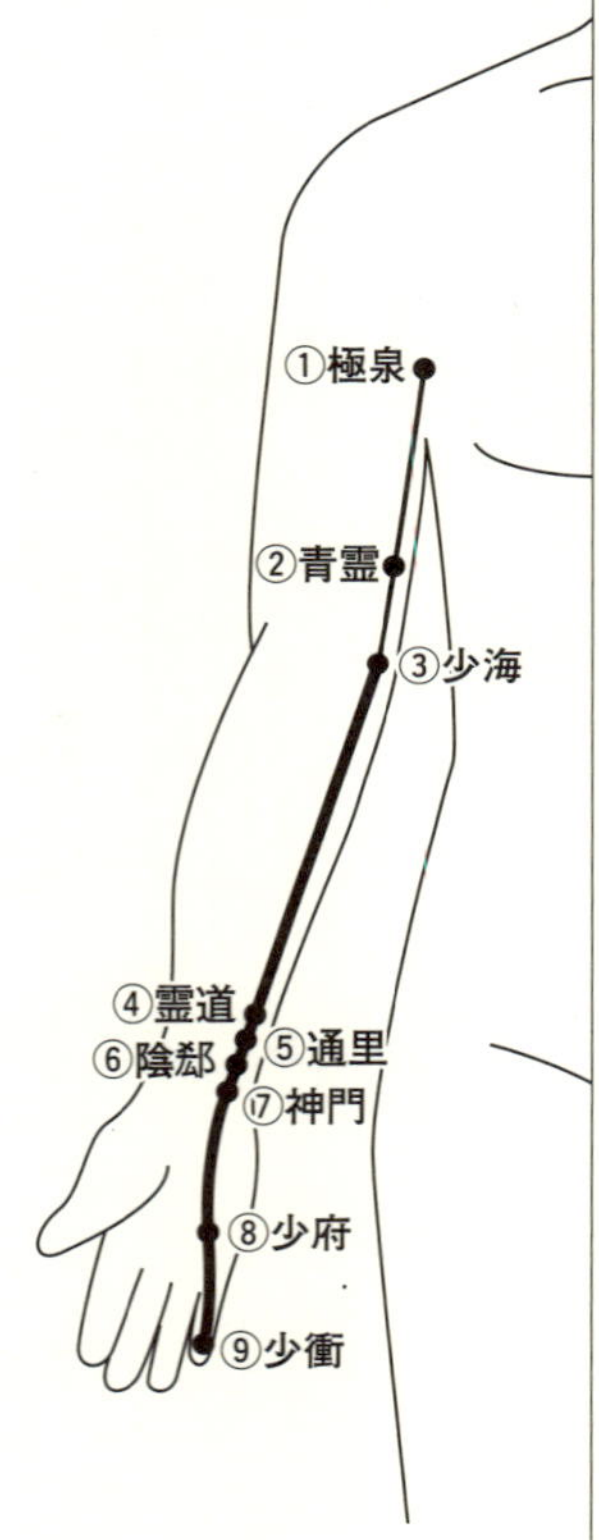

※③の少海は、膝関節外側痛の特効穴

図6．手の太陽小腸経

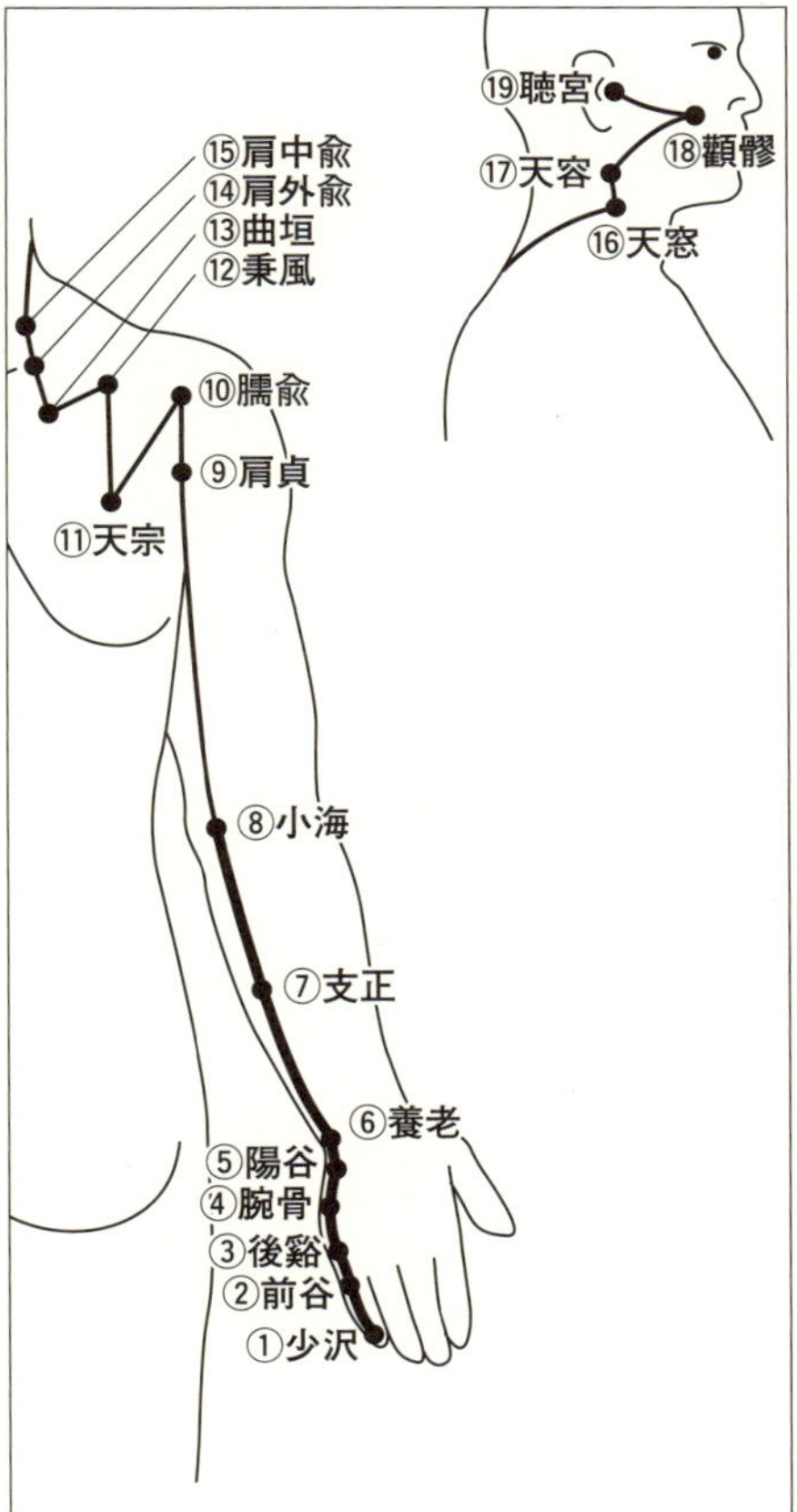

※⑤の陽谷は、足関節外側痛の特効穴
※⑦の支正は、腰痛全般の特効穴
※⑩の臑兪は、股関節痛の特効穴

図7．足の太陽膀胱経

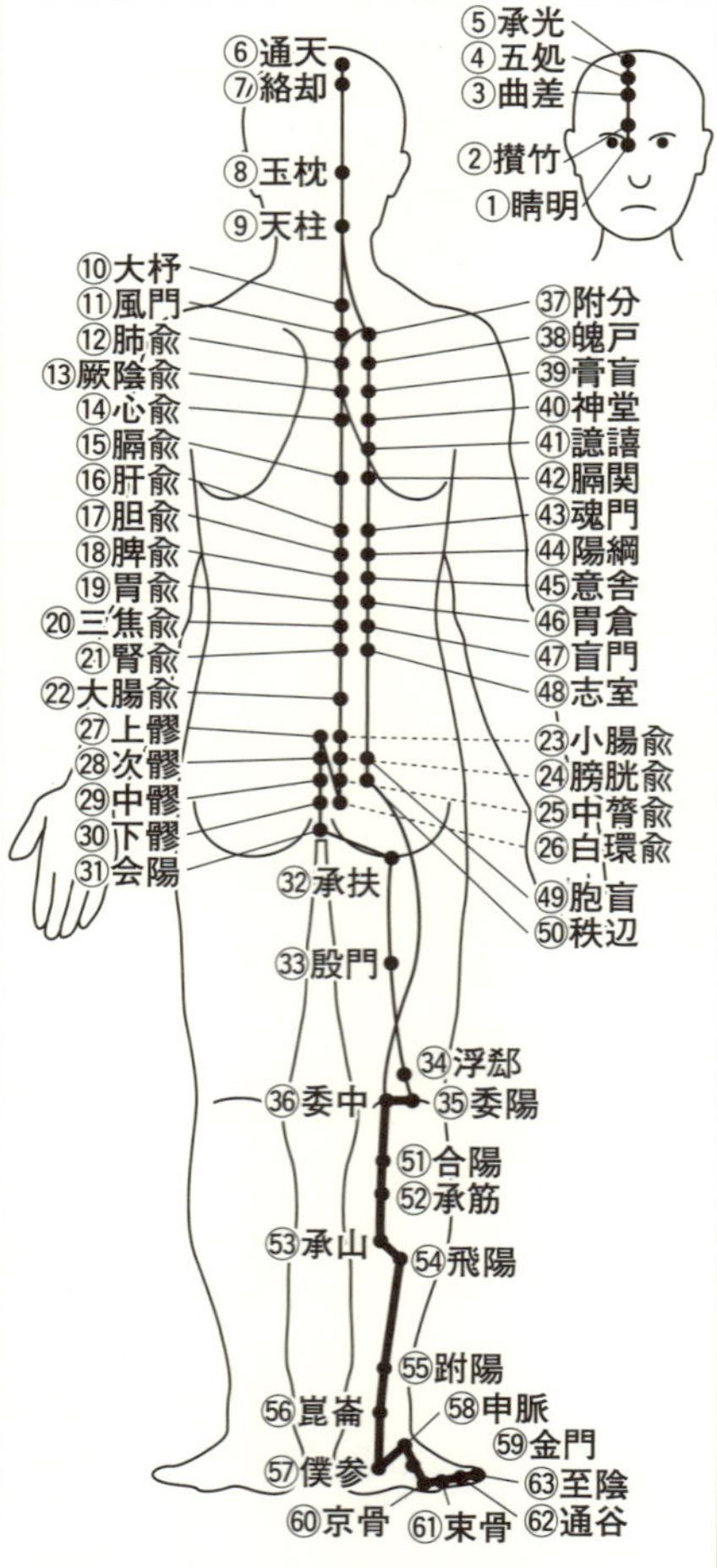
⑤承光
④五処
③曲差
②攅竹
①睛明
⑥通天
⑦絡却
⑧玉枕
⑨天柱
⑩大杼
⑪風門
⑫肺兪
⑬厥陰兪
⑭心兪
⑮膈兪
⑯肝兪
⑰胆兪
⑱脾兪
⑲胃兪
⑳三焦兪
㉑腎兪
㉒大腸兪
㉗上髎
㉘次髎
㉙中髎
㉚下髎
㉛会陽
㉜承扶
㉝殷門
㉞浮郄
㊱委中
㉟委陽
㊲附分
㊳魄戸
㊴膏肓
㊵神堂
㊶譩譆
㊷膈関
㊸魂門
㊹陽綱
㊺意舎
㊻胃倉
㊼肓門
㊽志室
㉓小腸兪
㉔膀胱兪
㉕中膂兪
㉖白環兪
㊾胞肓
㊿秩辺
(51)合陽
(52)承筋
(53)承山
(54)飛陽
(55)跗陽
(56)崑崙
(58)申脈
(59)金門
(57)僕参
(63)至陰
(60)京骨
(61)束骨
(62)通谷

※㊱の委中は、大腸疾患の特効穴

図8．足の少陰腎経

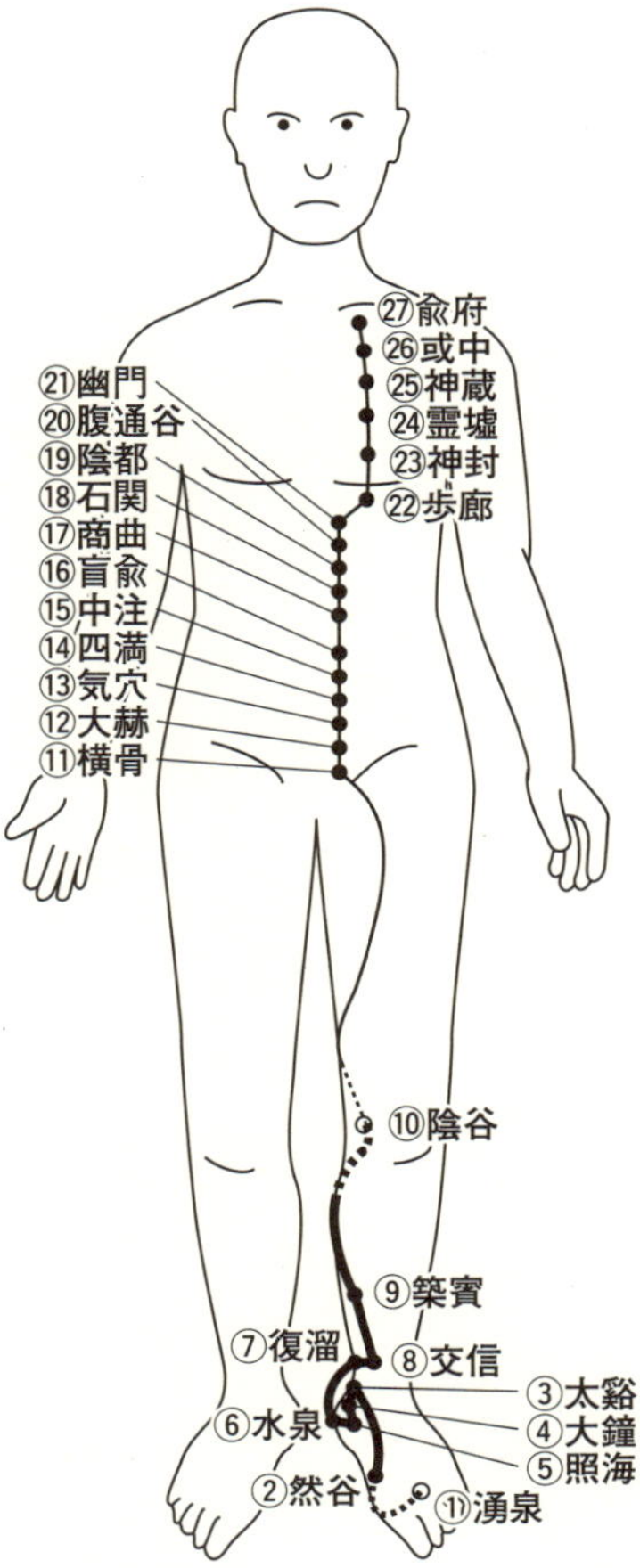

※⑩の陰谷は、肘関節外側痛の特効穴

図9．手の厥陰心包経

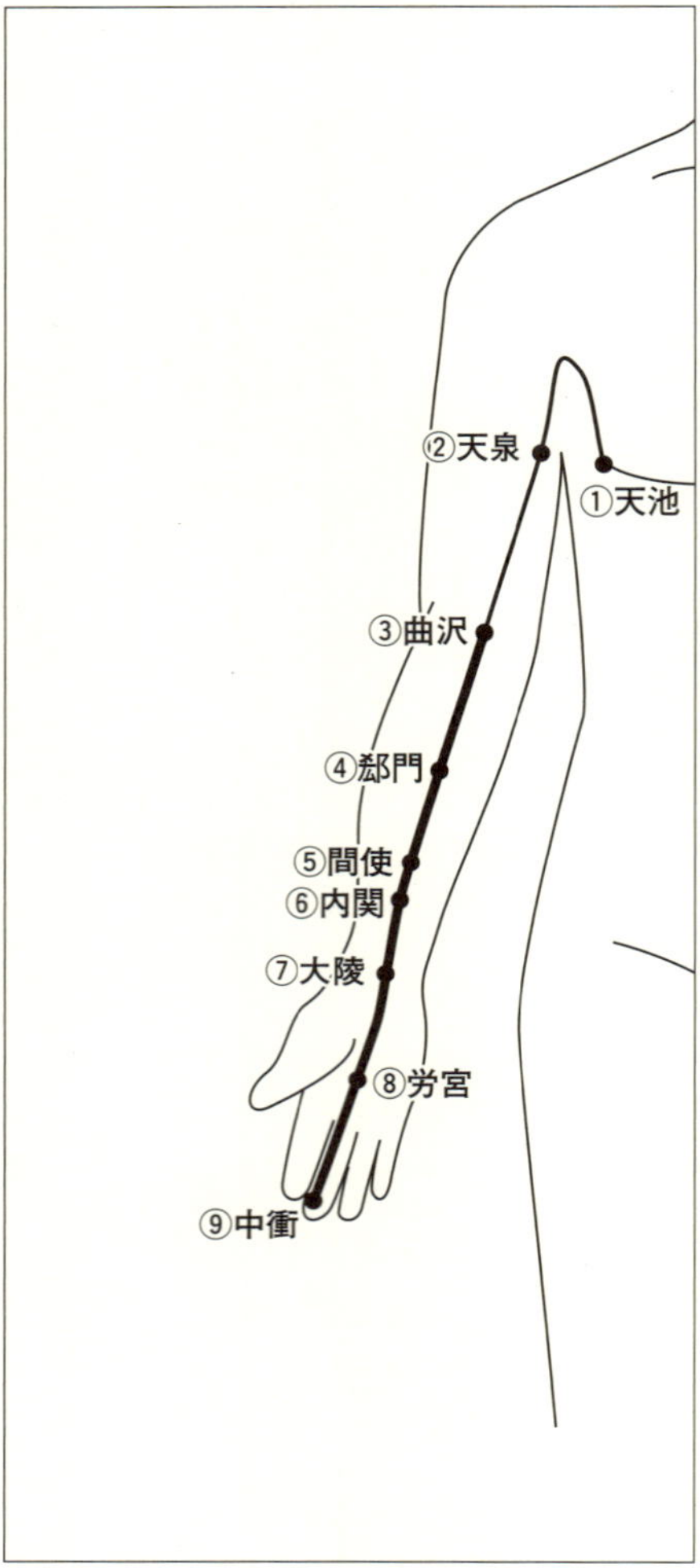
①天池
②天泉
③曲沢
④郄門
⑤間使
⑥内関
⑦大陵
⑧労宮
⑨中衝

図10　手の少陽三焦経

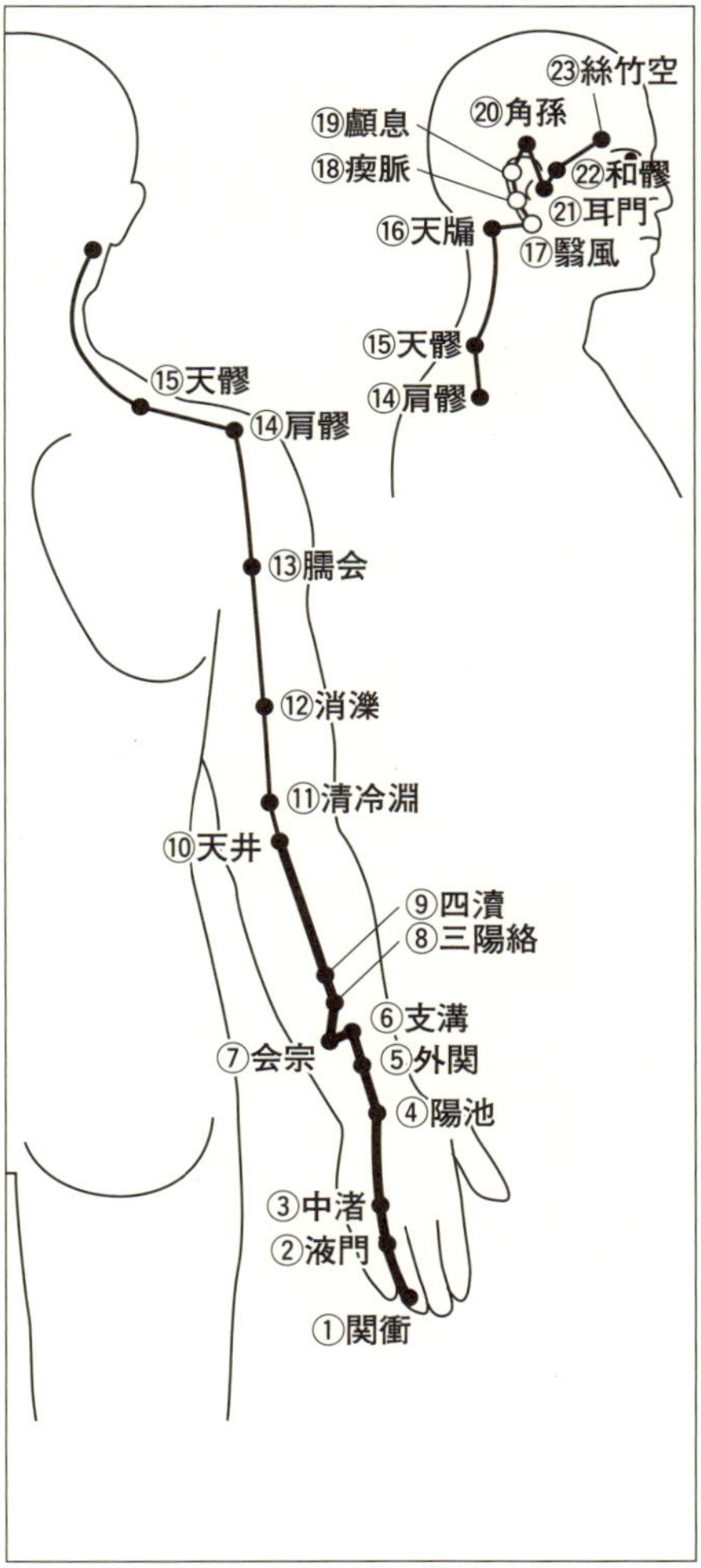
㉓絲竹空
⑳角孫
⑲顱息
⑱瘈脈
㉒和髎
㉑耳門
⑯天牖
⑰翳風
⑮天髎
⑭肩髎
⑮天髎
⑭肩髎
⑬臑会
⑫消濼
⑪清冷淵
⑩天井
⑨四瀆
⑧三陽絡
⑥支溝
⑦会宗
⑤外関
④陽池
③中渚
②液門
①関衝

図11. 足の少陽胆経

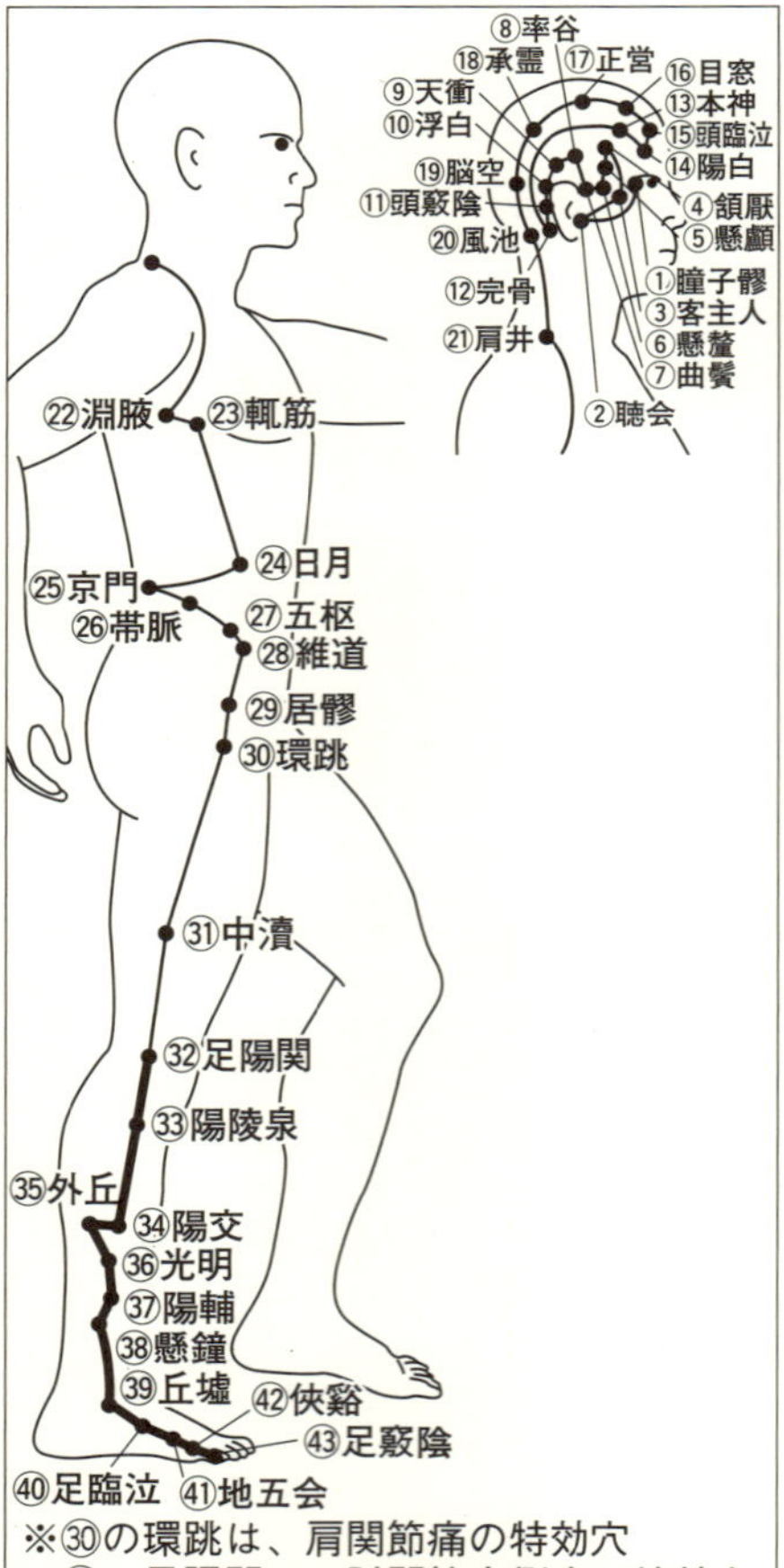

※㉚の環跳は、肩関節痛の特効穴
※㉜の足陽関は、肘関節内側痛の特効穴
※㉝の陽陵泉は、肝疾患と肩関節痛の特効穴
※㊴の丘墟は、腕関節内側痛の特効穴

図12．足の厥陰肝経

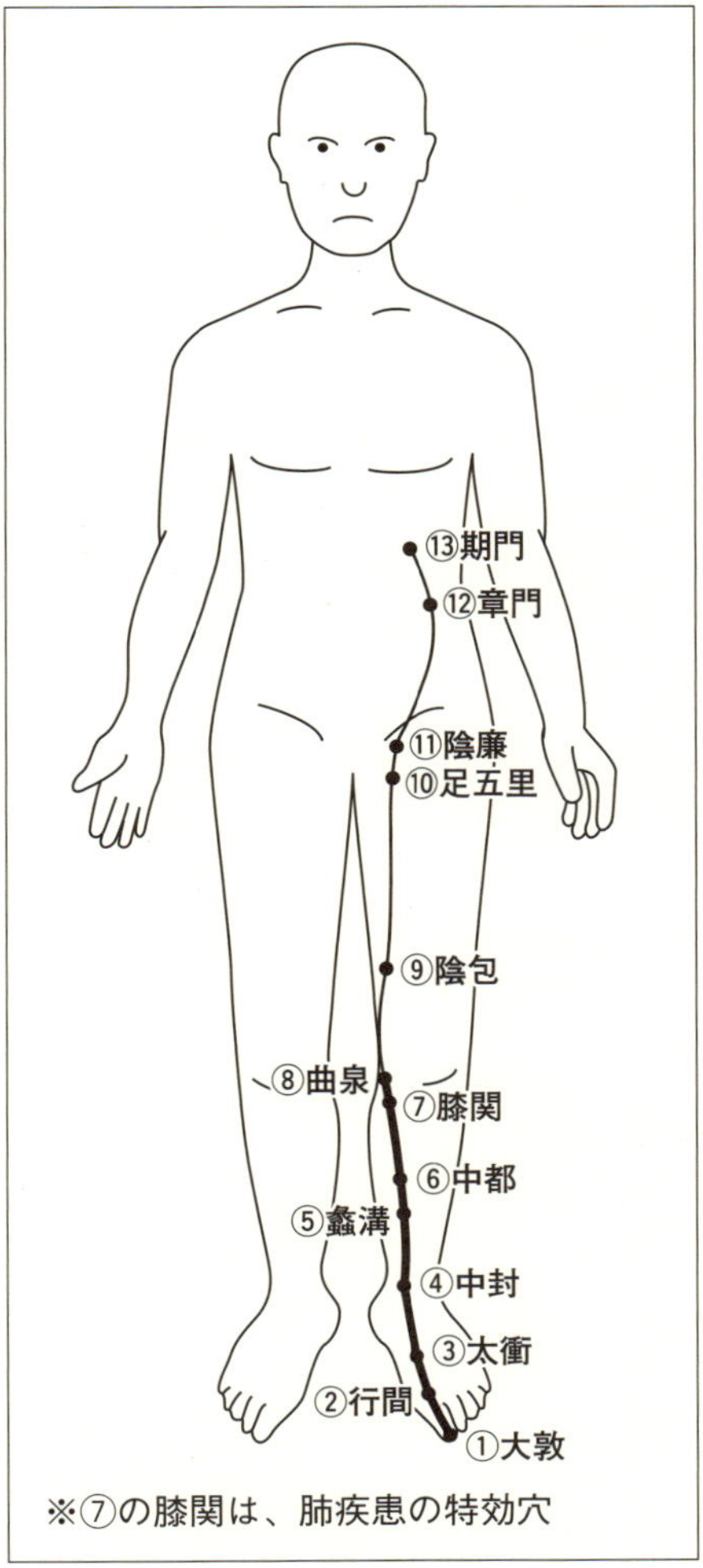
⑬期門
⑫章門
⑪陰廉
⑩足五里
⑨陰包
⑧曲泉
⑦膝関
⑥中都
⑤蠡溝
④中封
③太衝
②行間
①大敦
※⑦の膝関は、肺疾患の特効穴

一、手の太陰肺経

手の親指から肩にかけての太陰肺経の太線の部分に痛みがあれば、図12の「足の厥陰肝経」の太線の部分（図では向かって右の脚になっていますが、実際には向かって左＝痛む側と同じ側に塗らなければなりません）と、図2の「手の陽明大腸経」の太線の部分に擦り込みます。

二、手の陽明大腸経

手の人指し指から肩にかけての「手の陽明大腸経」のライン上に痛みがあれば、図1の「手の太陰肺経」の太線部分と、図3の「足の陽明胃経」の太線部分に擦り込みます。

三、足の陽明胃経

足の人指し指から膝にかけての「足の陽明胃経」のライン上に痛みがあ

れば、図2の「手の陽明大腸経足」の太線部分と、図4の「足の太陰脾経」の太線部分に擦り込みます。

四、足の太陰脾経

足の親指から膝にかけての「足の太陰脾経」のライン上に痛みがあれば、図3の「足の陽明胃経」の太線部分と、図5の「手の少陰心経」の太線部分に擦り込みます。

五、手の少陰心経

手の小指から肘にかけての「手の少陰心経」のライン上に痛みがあれば、図4の「足の太陰脾経」の太線部分と、図6の「手の太陽小腸経」の太線部分に擦り込みます。

六、手の太陽小腸経

手の甲の小指から肘の裏にかけての「手の太陽小腸経」のライン上に痛みがあれば、図5の「手の少陰心経」の太線部分と、図七の「足の太陽膀胱経」の太線部分に擦り込みます。

七、足の太陽膀胱経

足の小指から踵《かかと》を通ってふくらはぎから膝の後ろから至る「足の太陽膀胱経」のライン上に痛みがあれば、図6の「手の太陽小腸経」の太線部分と、図8の「足の少陰腎経」の太線部分に擦り込みます。

八、足の少陰腎経

足の親指から膝にかけての「足の少陰腎経」のライン上に痛みがあれば、図7の「足の太陽膀胱経」の太線部分と、図9の「手の厥陰心包経」の太線部分に擦り込みます。

九、手の厥陰心包経

手の中指から肘にかけての「手の厥陰心包経」のライン上に痛みがあれば、図8の「足の少陰腎経」の太線部分と、図10の「手の少陽三焦経」の太線部分に擦り込みます。

十、手の少陽三焦経

手の甲の中指から腕の裏を通って肘に至る「手の少陽三焦経」のライン上に痛みがあれば、図9の「手の厥陰心包経」の太線部分と、図11の「足の少陽胆経」の太線部分に擦り込みます。

十一、足の少陽胆経

足の小指から膝にかけての「足の少陽胆経」のライン上に痛みがあれば、図10の「手の少陽三焦経」の太線部分と、図12の「足の厥陰肝経」の太線部分に擦り込みます。

十二、足の厥陰肝経

足の親指から膝にかけての「足の厥陰肝経」のライン上に痛みがあれば、図11の「足の少陽胆経」の太線部分と、図1の「手の太陰肺経」の太線部分に擦り込みます。

第三章　メシマコブの開発秘話

かつて長崎県の女島で大量に採れたメシマコブ

私は、病気は総合力で治していくものだと思っています。中でもガンは、自己免疫力を高めていくしか治す道はなく、免疫力を高めさえすればガンは治ると確信し、実際にもそのやり方で、多くのガン患者を死地から生還させることに成功しました。羅天清セラピーで使っている抗酸化水やゴッドハンド（医療用具認可器）、ノニ・エキス、そして塗るだけで傷みの消えるジェルは、そうした中で大活躍をしてくれているわけですが、それ以外にも、私は免疫力を高めるものとして、「メシマコブ」に注目してきました。

メシマコブもノニジュースと同じくらい、いろんなところで販売されているので、ご存知の方も多いと思います。ほかのところのものを悪く言いたくはありませんが、天然のメシマコブを手に入れるのは、宝くじを当てるより難しいと言われています。私のところでつくっているメシマコブは、一〇〇パーセント天然のメシマコブですが、ほかのところのものは、必ずしもそうではないというのが、現状のようです。私のところの天然メシマコブも、ラオスの地で手に入れたものを、韓国に保管されている世界一詳細なレシピと照合し、天然のメシマコブに間違いないことを確かめ、集めたものです。日本の中ではこれが最高で、これ以上のものはないと思っています。

メシマコブは、かつては長崎県の女島《めしま》で、ずいぶん採れました。女島には天然の桑がたくさん生えていて、その桑を利用して養蚕を行っていたからです。桑が生い茂る頃になるとキノコも増え続け、それらは女島瘤《めしまこぶ》と呼ばれ、処理に困るほどでした。いまでこそ、メシマコブはとても貴重なキノコであるわけですが、当時は、キノコなど単なるやっかいものにすぎませんでした。やがて、絹のブームが去り、養蚕業も衰退し、あとには桑の木とメシマコブだけが残されました。そんなある日、何気なく病気の人にこのメシマコブを煎じて飲ませたところ、大変な効き目をあらわしました。そこで、本格的にいろいろと調べると、特にガンと高血圧と糖尿病に強い効き目を発揮することが分かりました。

もうそのころには、メシマコブは病気に効くと大騒ぎになっていたのですが、キノコによるガンの阻止率に注目した国立ガンセンター研究所の医師たちが調査に乗り出すことで、メシマコブはさらに大々的に注目され、国立ガンセンター研究所の医師たちは、さまざまな調査をしました。中でも一番有名なのが、腫瘍阻止率を調べた実験で、サルコーマ１８０という発ガン物質をネズミに打ち続け、その後いろんな物質を与えることで、腫瘍阻止率を調べるというものです。この実験で、九六・七パーセントというダントツの腫瘍阻止率を得たのが、メシマコブだったのです。

■担子菌類熱水抽出エキスのサルコーマ180に対する抗腫瘍性

担子菌類	腫瘍の完全退縮	対照群	平均腫瘍重量(g)	対照群	腫瘍阻止率(%)
コフキサルノコシカケ	5／10	0／10	2.4	6.9	64.9
カワラタケ	4／8	0／7	1.5	6.4	77.5
アラゲカワラタケ	2／10	0／9	4.0	11.5	65.0
オオチリメンタケ	1／10	0／10	5.0	9.8	49.2
カイガラタケ	0／8	0／8	10.6	13.9	23.9
チャカイガラタケ	4／7	0／8	4.1	13.9	70.2
ベッコウタケ	3／10	0／10	5.2	9.4	44.2
オオシロタケ	0／7	0／5	3.3	5.9	44.8
ウスバシハイタケ	1／10	0／10	5.4	9.8	45.5
メシマコブ	7／8	0／8	0.2	6.8	96.7

「薬日新聞　2002年10月23日付」より

韓国ではメシマコブからガンの特効薬をつくることに成功

サルコーマ180を使った腫瘍阻止率実験の結果に驚いた医師たちは、「それならば、これを薬にしよう。ガンの特効薬にしよう」と考えたのですが、厚生省（当時）は認可しませんでした。その理由は二つあり、一つは、子実体《しじったい》のキノコは、三十年から四十年くらいかからないと生産できないため、量産には適さないということ。二つ目は、当時、ある製薬会社からガンの薬が出されていたのですが、免疫力は今一つでした。そんなおりに、キノコをもとにした特効薬を認可することなどできない、ということがあったのではないでしょうか。もっともこの二つ目の理由は、私の推測にすぎませんが……。

そこで、日本で許可が下りないのなら韓国でつくろうじゃないかと、韓国にデータを持ち込んだ人がいました。そうしたところ、これは確かに大変な効果があると確信した製薬会社が現れ、本格的に研究を開始してしまいました。それは、一九四八年のことであり、メシマコブからガンの特効薬をつくる研究を開始したのは、韓国の製薬会社・韓国新薬でした。一九九一年になると、ソウル大学をはじめ、忠南大学、韓国生命工学研究所、慶煕大学などでも、同様の研究が開始され、翌九二年には「G7国家プロジェクト」と名づけられた国家プロジェクトが組まれるに至りました。韓国は、国をあげてメシマコブからガンの特効薬をつくる研究に取り組んだのです。

研究者たちは、菌糸体からメシマコブを作る過程で、二株と五株が特にガンの阻止率が高いということを発見し、さらにそれをバイオの力で量産することに成功し、一九九三年十月、ついにメシマコブの培養菌糸体の熱水抽出物から、「メシマカプセル（メシマ）」を製剤化することに成功しました。韓国新薬は、さっそく韓国厚生省から医薬品認可を受け、製造と販売を大々的に開始、それを知った日本の医師たちは、自らのガン治療に使おうと、こぞってメシマカプセルを求めました。そのため、韓国新薬は巨万の富を得たといわれています。一九九八年には、韓国新薬は、韓国のノーベル賞といわれる「茶山賞」の団体賞を受賞し、韓国生命工学研究所のユウ・イクドン博士は、「茶山賞」の個人賞を受賞しました。

日本代替医療学会が設立されたのは、その一九九八年のことであり、翌一九九九年九月には、メシマ臨床研究会が発足しています。

β-グルカンを二四・五パーセントも含むメシマコブ

韓国新薬がメシマカプセルの製造販売を開始することにより、メシマコブのガンの特効薬としての地位は決定的なものとなりました。しかし、一般に市販されているメシマコブの名のついたものが、すべてガンに対して特効薬的な効果を発揮するわけではありません。効き目のポイントは、どれほど天然のものに近いかであり、それはＰＬ２とＰＬ５と呼ばれるフィリアスリンという酢がどれだけ含まれているか、またバオミという多糖体とペイニという物質がどれだけ含まれているかによって、判断することができます。私が使っているメシマコブは、それらをもとに分析した結果、天然のものと九九パーセント一致しており、天然のものとほぼ同じであることが確かめられています。

日本では、β-グルカンは、一対六（イチロク）グルカンとか一対三（イチサン）グルカンと呼ばれています。そのβ-グルカンの多糖体が、どれだけ含まれているかによっても、そのメシマコブがどれだけよいものであるかを判断することができます。

β-グルカンは、市販されているアガリクスにも含まれていますが、その量はわずか四パーセントほどです。それに対して、私のところのメシマコブには、β-グルカンが二四・五パーセントも含まれています。

ただし、天然のものを使っているため、ものによっては少ないときもあるのですが、それでも一三パーセント以下ということはありません。私のところのメシマコブの成分表示が、「β13～21」となっているのは、そのためです。

凍結乾燥と爆発により世界一のメシマコブの開発に成功

さらに私は、市販されているメシマコブを集めて、それぞれの波動を測定したことがあります。１００まで測れる測定器を使って調べたのですが、たいていのものは32か33あたりで、多いものでも50程度しかありませんでした。これでは、とても天然に近いとは言えません。それにもかかわらず、それらを天然メシマコブと銘打って販売しているのです。これは、私に言わせれば、インチキ商法そのものです。

いっぽう、私のところのメシマコブの波動値は、90以上と測定されました。普通、天然のメシマコブといわれているものでも70以上あれば良い方だと言われています。それが、90以上もあったわけですから、これは実に大変なことであり、私のメシマコブは、優れているというしかありません。

そのようなことで、私は良質で天然そのもののメシマコブを手に入れることに成功したわけですが、次なる問題は、それをいかに有効に使っていくかです。それには、どうすれば人の体にうまく吸収していくかがポイントになります。どんなに良いものを与えても、そのものの細胞膜が固いと、体の中には入っていかないからです。そこで考えたのが凍結乾燥です。液体窒素を使って、マイナス二〇〇度くらいで瞬間的に凍らせ、高圧力で爆発させます。そうすれば、細胞膜は全部吹っ飛んでしまいます。細胞膜さえ破壊できれば、人体への吸収は抜群に良くなります。

私のメシマコブは、そのようにしてつくったものであり、「私のメシマコブは世界一」と自画自賛する根拠も、そこにあります。しかも、実際にこのメシマコブをガン患者さんに飲ませてみたら、見事に痛みが消えていきました。このメシマコブについては、いま特許申請しているところです。

おわりに

本文でも触れましたが、私の中国医学の師に、馮天有《フーテンユウ》師（中国医学の権威）がおられます。むち打ち症と坐骨神経の治療では世界一の名医といわれ、鄧小平・元国家主席が自慢されていた人です。周恩来・元首相の主治医も務めていました。加えて、中国が西洋医学と中国医学の結合運動を起こしたときの最高責任者でもありました。

その馮天有先生の恩師に、羅有名《ラーユーメー》先生がおられます。馮天有先生と一緒に、北京郊外の羅有名病院に出かけて、羅有名先生の指導を受けたときのことです。あまりにも見事な気力と技術に感動し、お礼の意を込めて羅有名先生にぜひ長生きしてほしいと思い、年齢を尋ねたら、九十九歳とのことでした。

そこで、少しゴマをすり、

「ぜひ、二百歳まで達者で生きていてください」

と、申し上げたところ、

「何を言うのですか。私は四百歳まで生きるつもりです」

と言われ、ビックリし、平謝りに謝ったことがあります。

このすばらしい気力とその技術の確かさこそが、この二十一世紀に無病の時代をつくると信じています。

それに、二十一世紀は、良い水、良い空気、良い食べ物を通して、自分自身の免疫機能を高めることにより、これまでの常識を見直して、新しい自由な考えを構築する時代が来ると思います。

微量放射線を利用したホルミシス医学もその一つであり、ホルミシス医学が、やがて日本はもとより、人類から地球までを救う可能性があります。かつて人類に災厄をもたらした放射線が、今度は人類に多大なる恩恵をもたらす時代がやって来るのです。

著者紹介

佐藤 清（さとう きよし）

1936年生まれ。接骨師、鍼灸師、気経絡研究会・会長。

故・岡崎嘉平太氏の推薦で、中国の周恩来首相（当時）の主治医であった馮天有氏と中国治療の研究を行う。さらにその師である羅有名師にも師事。中国医療の奥義を習得して帰国。

スポーツ界の有名選手、オリンピック選手などが極秘に治療を依頼しに来る隠れた有名医である。特に巨人軍、オリックス、バレーボール全日本の男子チームなどの治療を手がける。

捻挫からガンまで幅広い治療に応じることができる柔軟性は天与のもの。さらに、良い薬草を求めてアジア、ヒマラヤまで足を伸ばして研究に打ち込む。

気さくな人柄のため、治療を受ける方も何でも相談できるのが心強い。

治療法や治療器具の発明も多く、特許申請も多数にのぼる。

著書に「21世紀は無病の時代になる」「飲んで、塗って、痛みが消えた」（たま出版）がある。

体内酸素革命

2008年7月7日　初版第1刷発行

著　者　佐藤 清
発行者　韮澤 潤一郎
発行所　株式会社 たま出版
〒160-0004 東京都新宿区四谷4－28－20
☎03-5369-3051（代表）
http://tamabook.com
振替　00130-5-94804

印刷所　図書印刷株式会社

ISBN978-4-8127-0190-4 C0047